CREA TU FORMA

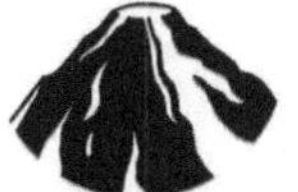

CREA TU FORMA

Evidencia científica y pasos prácticos para transformar tu cuerpo y cambiar tu vida

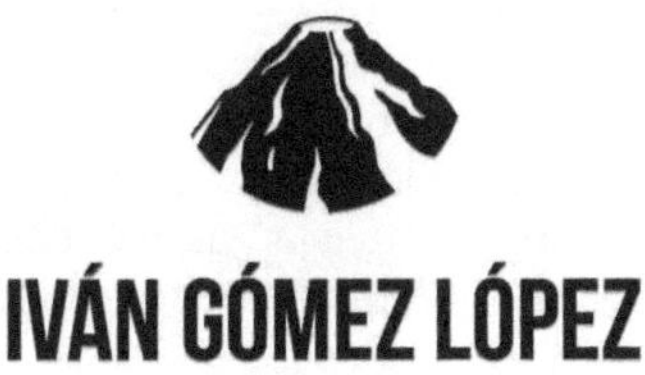

IVÁN GÓMEZ LÓPEZ

Título: *Crea tu forma*
© 2020, Iván Gómez López

Autoedición y Diseño: 2020, Iván Gómez López

Primera edición: enero de 2020
ISBN-13: 978-84-18213-15-1
Depósito legal: TF 80-2020

He estado muchos años intentado conseguir un físico bonito y saludable, probando diferentes técnicas, con diferentes rutinas, dietas y entrenadores. Gracias a la ayuda de este libro, hoy puedo decir que estoy a gusto conmigo mismo y, sobre todo, he conseguido un cambio de chip a partir del cual mantener mi forma y mi salud a lo largo del tiempo.

Le recomendaría a cualquier persona que quiera mejorar, crecer y avanzar en cualquier aspecto de su vida, la lectura de *Crea tu forma*".

J. ÁNGEL NARANJO,
analista de datos.

"Cansado de oír a unos y a otros durante años, preguntando, intentando documentarme en libros e internet, al final he conseguido soluciones que funcionan y se pueden aplicar en el mundo real".

JOSÉ A. CANEDO,
capitán de operaciones especiales.

"Gracias a las indicaciones de *CREA TU FORMA*, conozco mejor el funcionamiento de mi cuerpo. Aplicando las diferentes técnicas que el libro me ha enseñado, según mi estado físico, he identificado los mensajes que directa e indirectamente me mandaba el cuerpo. Además de aprender los beneficios a nivel físico y mental que se obtienen trabajando duro. Alcanzar mis metas deportivas me ayudó a ganar confianza y autoestima".

IVÁN SERRANO,
policía nacional.

"Bajo mi conocimiento en el sector del bienestar y la nutrición, desde hace trece años, puedo decir que José Iván te lleva de la mano a través de sus libros, no solo para conseguir tus objetivos, sino para sentirte de una forma diferente en relación con tu cuerpo, autoestima, vida..., haciéndote entender los procesos y el porqué de cada cosa.

GRACIAS, totalmente recomendable.

BEATRIZ BARBA,
empresaria en el sector del bienestar y la nutrición.

"Un libro totalmente necesario para comprender que la evolución hacia el cuerpo que deseas no es una cuestión meramente física, sino que trasciende mucho más allá.

Vital para conocerse a uno mismo, así como conocer tu cuerpo y cómo este reacciona a los estímulos. Gracias a él he conseguido cambiar diversas creencias que tenía preestablecidas y que me han llevado a mejorar en muchos ámbitos de mi vida".

A. DE JUAN VÁZQUEZ,
auditor financiero.

Nunca vas a encontrar una ayuda tan completa y que englobe

"Iván, altamente preparado para ello, nos ayuda en este camino. Marca la diferencia por hacer hincapié en tu Alma y en encontrar un consenso entre esta y tu mente. A parte de lo que se ve por fuera, es decir, de la salud y forma física estética, corrobora que el conjunto de "por dentro" y "por fuera" hace que te conozcas muchísimo más y puedas lograr tus objetivos. Gracias por hacernos llegar tu mensaje, estoy segura que, al igual que a mí, vas a ayudar a muchísimas personas".

GEMA RIVERA,
autora de la trilogía *Tus desafíos*.

"Gracias, José Iván, tu trilogía ha llegado a mí como un regalo divino, porque si hay algo que me ha interesado siempre y me apasiona, es cuidar mi cuerpo y tener unos hábitos saludables. Me has ayudado mucho porque había temas que desconocía y otros donde yo estaba equivocada por recibir información errónea. Tienes toda la razón, nuestro vehículo en este viaje de la vida es nuestro cuerpo y debemos tratarlo y amarlo como se merece. Para los que quieren lo mejor, tenéis que leerlo y, sobre todo, aplicarlo. Un abrazo fuerte".

MARÍA TORRES MOROS,
empresaria y escritora.

"Después de tantos años siguiendo cánones de belleza que nos alejan de nuestra esencia con objetivos poco probables, José Iván nos trae una visión totalmente nueva y efectiva para conseguir nuestro físico deseado de forma sana y respetuosa. Cuando empieces a leer, no solo podrás CREAR LA FORMA... también podrás amarla y AMARTE. ¡Gracias!".

ANDREA VIÑALS BARTOLI,
autora de la trilogía *Azul de noche*.

"Iván, tras todas sus experiencias profesionales como personales plasmadas en sus libros, me ha ayudado a entender cómo llegar a mis objetivos, tanto en el deporte, como en la vida. Totalmente recomendable".

LEO GARCÍA,
mecánico de automóviles.

Mens sana in corpore sano, lo habrás escuchado muchas veces. Forma parte de convertirnos en nuestra "mejor versión", lograr un estado de salud y una forma física óptimos y, con ello, gozar de elevados niveles de energía y satisfacción.

En el libro *Crea tu forma*, su autor, Iván Gómez López, pone a nuestra disposición todo su aprendizaje y experiencia en el mundo del deporte, la nutrición y el conocimiento humano, para que por fin logres la forma física que siempre has deseado. Todo ello gracias a que se abordan todas las claves necesarias para conseguirlo, facilitándote el conocimiento para que sintonices con un estado mental y emocional que te haga disfrutar del proceso y, muy importante, aprendiendo a amar tu cuerpo como vehículo que nos posibilita el disfrutar de las experiencias de la vida".

RAQUEL OROBIO,
CEO, mentora en liderazgo personal y
autora de la trilogía *Recuperando tu latido*.

AGRADECIMIENTOS

A mis padres, sin ellos yo no estaría aquí hoy. Aunque no puedo hablar contigo, PAPÁ, con la mirada me transmites fuerzas y, sobre todo, a una estrella que me guía desde el cielo y es mi mayor fuente de motivación, mi MADRE.

Mis dos hermanas, Ana y Llanos, sois mi mitad.

Mi tío Enrique que también desde otro plano sé que está ahí, y mi abuelo.

Mis tías por darme ese consejo de experiencia.

A los profesionales de los cuales he aprendido toda la materia, algún de ellos los cito en este libro, otros por desconocimiento o no recordar de dónde saque la fuente, no he podido nombrarlos.

Si algo escrito aquí no aparece citado, pido disculpas de antemano, me ha sido imposible recordarlo todo, pero agradezco enormemente las enseñanzas y la aportación para ayudar a tantas personas.

A ti, querido lector, por haber adquirido el libro y darme la oportunidad de poder realizar mi propósito de vida: poder ayudar a mejorar la vida de los demás.

¡¡INFINITAS GRACIAS!!

PRÓLOGO

Si tú quieres tener unos RESULTADOS EXTRAORDI-NARIOS, entonces tienes que ir a quien sabe, a quien tiene esos RESULTADOS EXTRAORDINARIOS.

Grandes resultados no los encontrarás en cualquier lugar, sino en lugares muy específicos. Esa información no se desvela tan fácilmente, parece estar reservada a quien la busca con sincera y auténtica pasión.

Si tú quieres transformar tu vida, y tu cuerpo, estás en el lugar adecuado.

Cuando he querido obtener algo en mi vida, lo primero que he tenido que trabajar es la humildad de reconocer que no se nada, y lo segundo es la creencia de que no existe nada a cambio de nada.

Si quieres lo grande ve con los grandes, e Iván es uno de esos grandes.

Deseo que estas páginas te inspiren y te ayuden a obtener el resultado que deseas. Hazte cien por cien responsable de la práctica de los métodos y compruébalo tú mismo con tus propios resultados.

Gracias Iván por escribirlo y tú, amado lector, por leerlo.

Lain, autor de la Saga LA VOZ DE TU ALMA.

www.lavozdetualma.com

ÍNDICE

CREA TU FORMA

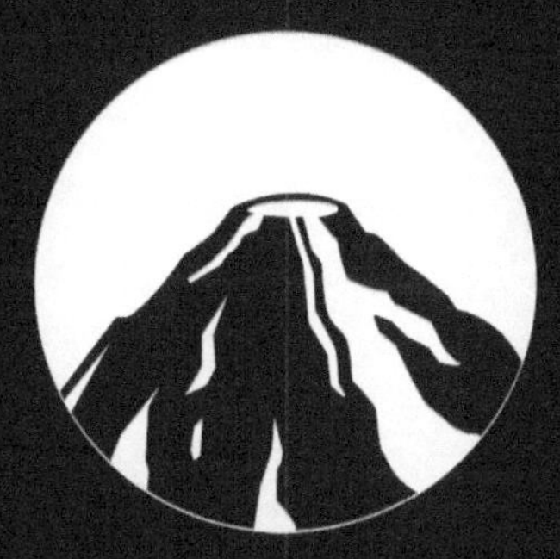

¿Cansado de probar cosas nuevas y obtener siempre el mismo resultado?

¿Te gustaría tener el físico soñado?

¿Te gustaría tener el físico soñado más rápido de lo que piensas?

Si es así, estás en el lugar correcto, voy a presentarte el libro que te ayudará a alcanzar tu máximo potencial jamás imaginado.

Me llamo Iván GÓMEZ LÓPEZ, amante del mundo de la nutrición y el entrenamiento, y ligado al deporte desde que era un niño.

El libro que tienes en tus manos ha transformado mi vida y la de centenares de personas.

Es fruto de todo el estudio de la materia a lo largo de todos estos años, del dinero invertido en seminarios, médicos, entrenadores, nutricionistas y mentores de éxito, unido a mi experiencia como competidor de culturismo desde el año 2009, habiendo experimentado en mis propias carnes todo tipo de métodos, sistemas de entrenamiento y nutrición.

Crea tu forma, es un libro con una serie de pasos y técnicas, ajustadas a la última evidencia científica, para ayudarte a tener una salud de hierro y, gracias a ello, alcances tu mejor versión.

Este libro es adecuado a cualquier persona que esté cansada de fracasar y quiera obtener resultados de una vez por todas.

En la era de la tecnología que nos encontramos, dónde con una simple conexión a internet podemos tener acceso a cantidad de información, hay más desinformación que información de calidad, logrando confundir y llenarte de dudas.

CREA TU FORMA

Te habrás dado cuenta que con apuntarte al gimnasio y pedir una tabla de ejercicios al monitor no vale, porque no te van a hacer ni caso.

¿Qué porcentaje de los que empiezan, como tú, consiguen un buen físico solo con eso?

La respuesta es que la gran mayoría abandona al cabo de dos meses, como muy tarde, y los que siguen solo mejoran mínimamente, no es suficiente.

Eso significa que tener tú la información de primera mano haga posible que consigas tu mejor versión.

Así lo logré yo y también lo lograrás tú.

Antes de aprender todo esto también realicé numerosos intentos para conseguir mi físico deseado. Habré pisado como ocho gimnasios con el mismo sistema, donde *te dan la tabla de entrenamientos y con la dieta te buscas tú la vida*.

Una y otra vez volvía a recaer en el mismo error, pensaba que solo era cuestión de **ENTRENAMIENTO**, pero me faltaban las otras tres patas de la mesa: **NUTRICIÓN, DESCANSO y PACIENCIA.**

"El éxito es la suma de pequeños esfuerzos que se hacen día a día".

ROBERT COLLIER

¿Qué es lo que diferencia a un deportista de élite de uno amateur? **La PACIENCIA**, que no es ni más ni menos que la repetición constante y alargada en el tiempo hasta que se consiguen sus resultados.

Sí, suena a frase motivadora, pero no solo es cuestión de esfuerzo, sino de <u>entender, de una vez por todas, por qué se produce cada proceso, qué puede haber detrás de la sensación de hambre o falta de sueño, o cansancio, y muchas variables más *que al final te llevan al abandono*</u>.

Seguramente estarás cansado de ir de gimnasio en gimnasio y ver personas con físicos como el que te gustaría tener, sin embargo, lo ves como algo lejano, imposible para ti.

Puede que te hayas esforzado varias veces y no lo hayas conseguido, por lo tanto, has desistido y te has creído que no puedes lograrlo, que depende de otro factor: la genética.

Estás convencido que todo es cuestión de genética y que tú no has nacido con ella y, por tanto, no puedes hacer nada al respecto. No es así, los genes predisponen, no disponen.

"Los hábitos y el conocimiento marcan la diferencia".

Déjame decirte, querido lector, que yo pensaba como tú, pensaba que era cuestión de genética para no sentirme fracasado al no conseguirlo por mi falta de **aprendizaje** y **perseverancia**.

Echaba balones fuera para quitarme la responsabilidad de no tener los resultados que esperaba y así justificar mi fracaso.

Hasta que hice un ejercicio de responsabilidad y asumí que, si alguien tenía resultados hasta entonces y yo no, era porque **tenía más conocimientos sobre la materia que yo**.

La falta de conocimientos era un muro a derribar si quería tener éxito.

Fue en ese momento cuando me di cuenta que necesitaba aprender lo máximo posible:

El primer paso fue contratar entrenadores. Pero notaba que, a pesar de tener resultados físicos, no aprendía lo que yo esperaba, la mayoría de veces hacía las cosas sin saber el porqué.

Si quería ayudar a otros necesitaba formarme mucho más, hasta el punto en el que **me obsesioné con el aprendizaje.**

Dejé el mundo de la competición centrado en el "yo", que no me satisfacía, para dedicarme a ayudar a los demás.

Empecé realizando un master de nutrición para deportistas de alto rendimiento, formaciones online y presenciales, suscripciones a revistas científicas de los mejores investigadores a nivel mundial, *podcast* y seminarios, hasta el día de hoy.

A partir de ahí, aplicando los conocimientos, empecé a cambiar rápidamente, mejorando mi físico.

He ayudado a otras personas a romper sus limitaciones, consiguiendo ser su mejor versión, como verás en este libro.

Igual que me funcionó a mí, también puede funcionar para ti, pero antes debes **aprender estas técnicas y, sobre todo, APLICARLAS.**

Así que, amado lector, siéntete victorioso porque ha llegado la hora ***de entender cómo funciona tu cuerpo y optimizar las herramientas necesarias*** para encontrar lo que buscas, en ***CREA TU FORMA*** llegarás al siguiente nivel.

Pero antes de empezar, recuerda, en la vida como en el deporte la clave del **ÉXITO** es que…

"NUNCA TE DES POR VENCIDO".

"Yo entrenaba cuatro años para correr solo nueve segundos. Hay personas que, por no ver resultados en dos meses, se rinden y lo dejan. A veces el fracaso se lo busca uno mismo".

USAIN BOLT

NUNCA TE DES POR VENCIDO

Corría el año 2008, me encontraba trabajando ya como policía en Madrid. Mi pasión por el deporte, el culto al cuerpo y mis granas de aprender de los mejores, para algún día ser como ellos y dedicar mi vida a seguir ayudando a los demás, me llevó a contratar entrenadores para preparar mis competiciones.

Primero contraté un entrenador online con el que estuve nueve meses de preparación a distancia.

Dieta altamente restrictiva en calorías y alimentos. Básicamente arroz, pollo, atún y brócoli, pasando un hambre insoportable desde casi el primer día, a base de café e infusiones mataba mi ansiedad por comer.

Entrenamiento de pesas y sesiones interminables de ejercicio cardiovascular completaban la preparación.

Lo único que aprendí fue el **dolor de la disciplina**. En aquella época pensaba que era poco, pero pasados los años y experiencias, fue un gran aprendizaje que me sirvió para todas las facetas de mi vida, **LA DISCIPLINA.**

Y es que, en esta vida, pase lo que pase, siempre tienes que ser agradecido, porque de toda situación se puede sacar un aprendizaje, y así lo hice.

Soportar casi nueve meses de hambre continua y no realizar ninguna comida fuera del plan establecido, me hizo entender que, si quería llegar al final, debía superar muchos obstáculos.

Si algo tiene el deporte es que la disciplina que adquieres tiene trasferencia para el resto de tu vida.

Pero tuve muy mal sabor de boca a causa de una mala experiencia que pasé, no por el resultado de la competición, sino debido a la mala gestión que hizo con mi físico, la cual me llevó a casi a desmayarme en el escenario.

Yo sabía que algo no estaba bien porque no había ningún competidor como yo, semidesmayado, con cara pálida, sin fuerzas. Aquello no era normal cuando todos estaban disfrutando en el backstage con sus familiares.

Terminó la competición y contraté a otro entrenador, esta vez presencial, contacto directo, que poco después se convirtió en una persona importante en mi vida, mi amigo David, un hombre de pocas palabras, pero que sabía transmitir la esencia a la perfección.

Bondad, compromiso y trabajo duro, son las enseñanzas que aprendí de él.

Me enseñó a trascender los límites que tenía en aquella época, a confiar en mí y disfrutar del entrenamiento exigente de alto rendimiento. Si quería mejorar debía ser más fuerte que mis excusas.

El resultado fue una preparación con mucha más comida, menos ansiedad y un físico notablemente mejorado, pero a pesar de eso, los resultados competitivos seguían sin llegar.

Podía achacarlo a la mala genética, pero decidí continuar hasta alcanzar el físico deseado. Después de tres años de descanso competitivo, en los cuales seguía entrenado, en 2015 retomé la última preparación de mi carrera competitiva. Nueve meses antes de la competición sufrí una lesión del tendón rotuliano, debía escoger parar dos meses o seguir hasta el final.

Llegado hasta aquí no me iba a permitir abandonar, empecé a realizar entrenamientos cada vez más dolorosos, llegando al punto de ser insoportables, sesiones con fisioterapeutas, electroestimulación, todo por llegar a mi objetivo, pero mi pierna estaba cada vez peor.

La ilusión era más grande que mi dolor, me visualizaba todas las noches ganando el campeonato, hasta que llegó el día de la competición y, después de todo, quedé injustamente en segundo lugar. Me quedé desolado, sin palabras, todo los allí presentes lo habían visto claro, yo era el ganador de la Comunidad Valenciana, pero no fue así.

Lejos de hundirme decidí seguir luchando, quince días después me quedaba la última opción, el Campeonato de España, el más prestigioso, donde se reúnen los mejores atletas del país.

Los dorsales eran al azar, éramos diecisiete participantes, casi no cabíamos en el escenario, pero el destino es muy caprichoso y me tenía preparada la revancha.

¡Me había tocado posar al lado de él!

Pusieron la música y una energía comenzó a recorrer mi cuerpo, sabía que le iba a vencer y cuando acabamos la primera ronda de eliminación, se llevó una sorpresa, estaba eliminado y yo dentro de la final, le había ganado y él se fue hasta sin saludarme.

Finalmente, no pude escalar más puestos y quedé en sexta plaza, mi lesión de rodilla de tantos meses me impidió una mejora para optar por el pódium, pero me había llevado una lección importantísima.

Cuando tú pones de tu parte, llegas hasta el final y no te das por vencido pase lo que pase, el universo hace su parte y te da lo que mereces.

Y la verdad que fue un resultado justo y no merecía más.

Podía haber parado dos meses, recuperarme de la lesión y volver más fuerte, pero mi EGO, no aceptaba consejos de nadie. Gran error.

Por eso es de vital importancia, querido lector, que entiendas que, para poder alcanzar una mejora física y emocional, primero debes **AMAR A TU CUERPO.**

Y ahora entenderás el porqué. ¿Me acompañas?

AMA TU CUERPO

El paso por la vida trata de experimentar, crecer, compartir, vivir, y entender que el objetivo principal no es llegar al final del camino.

Pocas veces te detienes a observar cómo has llegado hasta aquí, tienes prisa por alcanzar la meta, sin saber si es el final, incluso si es lo mejor. Esta es una idea equivocada que tienen la mayoría de las personas, ya que **la verdadera grandeza reside en aprender a disfrutar del camino y no esperar a llegar al destino.**

Dejas de disfrutar numerosos momentos que no te parecen importantes por esperar cosas grandiosas. El verdadero éxito en la vida es aprovechar lo que te ofrece el día a día, pero no te das cuenta porque solo estás enfocado en el final.

En las cosas más insignificantes que te encuentres se esconde una lección magistral que te hará crecer, expandirte, pero debes estar atento para reconocerlo, de lo contrario, si no eres capaz de verlo, no lo vivirás, te perderás la experiencia. Eso es la vida.

Pero, ¿qué necesitas para ello?

Necesitas un vehículo para transitar todas estas experiencias, TU CUERPO.

Pasas todos estos años sin darle la importancia que merece, a veces maltratándolo, no atiendes a la gran obra maestra que la vida te ha dado.

¿Has pensado alguna vez en lo fascinante que es el cuerpo?

¿Te has parado alguna vez a valorar tu cuerpo?

No necesitas decirle a tu corazón que siga latiendo, ni a tu cerebro pensando, y así con el resto de funciones del organismo. Él solo viene con el libro de instrucciones que nosotros nos encargamos de alterar.

Eres un milagro andante de la naturaleza, del cual te sirves para vivir numerosas experiencias.

Cada ser humano posee una forma, un tamaño, un color, pero somos todos iguales, somos todos uno, nadie es mejor que nadie.

"La diferencia radica en cómo tratas a tu cuerpo".

Sin embargo, nunca se está contento con el cuerpo que tenemos, proferimos adjetivos negativos, comparándonos con otros, mostrando palabras hacia nosotros de descontento, desaprobación, incluso de rechazo, sin darnos cuenta, se convierte en algo habitual que hacemos a diario sin saber la repercusión negativa que estas acciones tienen.

Con este comportamiento, el cual estás grabando a diario en tu subconsciente a fuerza de repetición, alargada la situación en el tiempo, ¿cómo esperas tener un cuerpo saludable, bonito, si en vez de recibir palabras positivas y llenas de energía, de amor, solo te centras en todo lo negativo?

El amor es la fuerza creadora más potente que hay.

Debes empezar a cambiar la imagen que tienes de ti mismo y empezar a hablarte con palabras de amor.

Si no fuera por tu cuerpo no podrías estar viviendo esta experiencia llamada vida.

Tienes cinco sentidos

La vista:

No podrías estar viendo con tus ojos la maravilla de ver un amanecer o una puesta de sol.

Oído:

Escuchar el canto de los pájaros, cómo te habla la naturaleza o simplemente cómo te relacionas con otras personas, sin embargo, ves esto como algo habitual, sin darle la importancia que se merece.

Gusto:

Te perderías el disfrute de los sabores, de la comida.

Tacto:

Relación con otros seres humanos, dar y recibir amor, con lo que ello representa.

Olfato:

Impregnarte de olores que hacen agradable la presencia en un espacio.

A pesar de ser esto tan evidente y lo que ello conlleva, no eres capaz de agradecerlo, valorarlo.

¿Cuándo empezamos a valorar lo que tenemos?

Como todo en la vida, el ser humano falla en que no se da cuenta de lo que tiene hasta que lo pierde y con el cuerpo pasa lo mismo.

Empezamos a cuidarlo y a mimarlo cuando empieza a funcionar mal, cuando enferma, ahí es cuando realmente vemos la necesidad de cuidarlo.

El cuerpo es sabio y tiene la capacidad de mantener el equilibrio por sí solo, siempre y cuando no lo trates mal, pero ¿cuánto tiempo eres capaz de mantener este equilibrio?

El cuerpo solo aguantará un tiempo las envestidas que le des, que no lo cuides, incluso a veces que lo trates mal. Hasta que llegue un punto en que enfermará y ya no habrá marcha atrás.

Entonces pones el punto de solución en una pastilla o tratamiento, sin ir a la raíz del problema.

Esperas que de nuevo haya una solución rápida, sin hacerte responsable de que lo has causado tú, esperando que lleguen de fuera a solucionarlo de manera rápida y, a poder ser, sin esfuerzo.

Pero quiero que antes de eso, entiendas que ha llegado el momento de cambiar, es AHORA o NUNCA.

Ya no puedes dar marcha atrás y eliminar los excesos que hayas cometido con él, pero sí puedes empezar un nuevo comienzo y hacer las cosas bien.

A partir de este punto ámalo, cuídalo, mímalo, háblale con palabras de agradecimiento. Tu cuerpo te escucha y te obedece, está a tu servicio, según estudios científicos, nuestros pensamientos pueden cambiar la respuesta fisiológica del cuerpo.

Empieza a mirarte frente al espejo con alegría, con entusiasmo. No hay nadie como tú, eres único.

Estrecha una relación de amor con él, tratado bien y él te lo devolverá en forma de salud y longevidad.

¿Quieres tener un cuerpo sano?

El universo es mental, lo que piensas se manifiesta, háblale de salud, de belleza y, sobre todo, agradece la función que desempeña.

Es un nuevo renacer, elimina de tu vida todos esos pensamientos negativos que has proferido durante tanto tiempo hacia tu cuerpo.

Quita todas las mochilas físicas y emocionales que llevas aguantando durante toda la vida y que no te dejan avanzar.

La enfermedad solo es una respuesta al poco respeto que has tenido hacia él, al mal trato que le has dado en numerosas ocasiones, unas consciente y otras inconscientemente, y no has querido hacer caso.

Tú tienes la llave para tener una buena salud, yo solo te guiaré por el camino, te daré las mejores herramientas, pero, por favor, antes de empezar, prométeme una cosa:

AMA TU CUERPO.

EL PROBLEMA DEL SEDENTARISMO Y OBESIDAD

"Hoy día el sedentarismo registra un porcentaje mayor de muertes que la obesidad".

Al menos un 60 % de la población mundial no realiza la actividad física necesaria para obtener beneficios para la salud.

Sí, has leído bien, los datos son alarmantes y, a pesar de haber multitud de sistemas de entrenamiento y nutrición, hay que hacer una llamada a la acción a la población, nos cuesta movernos del sillón.

El avance de la civilización y, con ello la llegada de la tecnología, evolucionaron en mayores comodidades, evitando con ello realizar grandes esfuerzos físicos.

Hoy en día lo tenemos todo a tiro de piedra, no tenemos que desplazarnos para buscar alimento para comer, ni realizar una actividad vigorosa para cazar y esto se ha convertido en un problema. Con una simple llamada de teléfono tenemos la comida en casa en menos de quince minutos.

Hemos pasado de estar continuamente en movimiento a trabajos de oficina de ocho horas sentados, seguidos de largas horas sentados o tumbados en el sillón.

De realizar desplazamientos andando o en bicicleta, a utilizar el transporte público, llegando a la más reciente actualidad, el patín eléctrico. Cada vez nos cuesta más movernos.

Parece que esto ha ido en nuestra contra debilitándonos. Según la evidencia, el sedentarismo está asociado a numerosas enfermedades crónicas: obesidad, diabetes, enfermedades cardiovasculares, colesterol, inflamación, problemas físicos, cáncer, ansiedad, depresión, aumentando con ello el número de muertes.

El sedentarismo no solo repercute negativamente a nivel metabólico, aumenta también los problemas físicos como, por ejemplo, los dolores de espalda.

Según los especialistas médicos, la mayor causa de *hernia discal* es por culpa del *sedentarismo*, a causa de pasar muchas horas sentados frente al ordenador, televisión.

Afirman que cada hora deberíamos movernos para minimizar esta dolencia.

La obesidad y el sedentarismo parecen ir de la mano. El sedentarismo se asocia a la acumulación de grasa visceral, grasa que recubre los órganos. A mayor cantidad de tiempo que pasa la persona sentada durante el día, mayores eran los niveles de grasa interna, aumentando con ello la mortalidad.

Por lo tanto, se hace más que evidente la necesidad de ***moverse***. Realizar actividad física y ejercicio físico, dos conceptos parecidos pero distintos, que deben de ir de la mano para mejorar la salud y evitar un desenlace fatal.

El ejercicio físico es la mejor pastilla antienvejecimiento. Si te dijera que hay una pastilla que te ayuda a alargar tu vida, aunque tuvieses que hacer un gran desembolso económico, seguro que no dudarías incluso en pedir dinero. Esa patilla existe y es gratuita, se llama **actividad física**.

Según el estudio de **Li y col. *Circulation, 2018***, realizado en mujeres y hombres, la esperanza de vida fue ocho años mayor entre las personas que hacían más de seis horas de actividad física a la semana.

Incluso con solo una hora a la semana, ya obtendríamos beneficios llegando a alargar la vida las mujeres cinco años y los hombres tres años.

¿Cuántos datos más necesitas para convencerte de que debes salir del sillón YA si quieres vivir más años y con más calidad de vida?

¿Quién no tiene una hora a la semana para hacer ejercicio?

Porque podría poner numerosos estudios y todos corroboran la importancia del ejercicio físico en la salud, pero somos cortoplacistas y preferimos descargar nuestra falta de compromiso con nuestra salud, en el médico y en la medicina.

Tratando la obesidad

Afrontar la obesidad atendiendo únicamente a parámetros dietéticos es un error y en la mayoría de los casos lleva al fracaso.

Según un estudio de diciembre de 2017, realizado por **Rand K**, se concluye:

"No es la dieta con la parte que necesita ayuda una persona obesa, sino con la parte mental".

Los temas clave de **bienestar mental:**

—La comida como mecanismo de afrontamiento y fuente de angustia emocional.

—La culpa y la vergüenza de los familiares y amigos debido a su peso, y la condena y la falta de apoyo de los profesionales de la salud.

—Apoyo inadecuado para los problemas de bienestar mental en los programas de manejo de la obesidad.

—Impacto negativo sobre el bienestar mental del estigma social de la obesidad.

Una herramienta

Abordar el estigma y los prejuicios por el peso y **promover un bienestar mental positivo** son dos áreas importantes de atención para el manejo de apoyo a personas que viven con obesidad.

El contexto es primordial, y no se puede establecer un patrón único para todo el mundo. No es lo mismo una persona con inflamación crónica, obesidad, resistencia a la insulina, que tendrá que reducir el consumo de azúcar, ultraprocesados; a un deportista de alto rendimiento, como puede ser un ciclista o un triatleta, con numerosas horas de entrenamiento al cabo del día, que necesitará una alta cantidad de hidratos de carbono.

En el pasado se culpabilizaba a la ingesta de grasas en el famoso **Estudio de los siete países** de **Ancel Keys. Se hizo viral** por la potencial relación entre enfermedad coronaria y el colesterol de la dieta, quedando desmontada a día de hoy esa teoría.

<u>(lo que se olvidó nombrar es que el estudio se realizó en veintidós países y solo tuvieron en cuenta datos de seis)</u>.

Ahora, en la actualidad, se ha producido una especie de alarma social que se centra en el consumo de carbohidratos, sin embargo, a pesar de haber disminuido el consumo de este macronutriente, los índices de obesidad siguen en aumento. Entonces, ¿dónde radica el problema?

La solución a la obesidad no pasa por centrarse en culpabilizar a un factor aislado como sucede ahora con los carbohidratos.

Suele ser un cúmulo de factores: origen genético en algunos casos, sedentarismo, ultraprocesados, exceso de carbohidratos, aumento del estrés, déficit de sueño.

Para tratar la obesidad se debe realizar un tratamiento multidisciplinar, abordando las distintas áreas posibles. Un trabajo en equipo de varios profesionales.

La integración de un programa de reducción de peso corporal debe incluir:

—Educación nutricional y dietética que incluya restricción energética.

—Entrenamiento aeróbico y de fuerza.

—En caso de tratar obesidad, obligatorio el asesoramiento psicológico, tratar las emociones es vital en estas patologías.

—Está comprobado que parte de la obesidad tiene su procedencia en problemas emocionales (trastorno por atracón) por la adicción que provoca el consumo de ultraprocesados.

¿Cuántas veces has oído hablar de porcentajes en los que la dieta es el 70 % y el 30 % es el entrenamiento, o porcentajes parecidos?

Pues siento decirte que no, que ambos son el 100 %, y cada vez más se demuestra la importancia del entrenamiento de fuerza en la salud. ¿Quieres saber sus beneficios?

¿POR QUÉ ENTRENAR FUERZA?

El entrenamiento de fuerza siempre se ha considerado un medio, para conseguir un único fin: **aumentar la masa muscular y mejorar la composición corporal.**

Puedes echar la vista atrás en un gimnasio y ver cómo la panorámica era totalmente distinta a la actual.

La sala de pesas estaba prácticamente vacía, regentada por unos cuantos hombres musculosos y, por el contrario, el resto del gimnasio compuesto por cintas andadoras, bicicletas estáticas, máquinas de remo, totalmente llenas. Pasando los practicantes (en su mayoría mujeres) horas y horas haciendo ejercicio cardiovascular.

Las mujeres, por desconocimiento, tenían miedo a entrar en la sala de musculación, pensando que iban a conseguir un cuerpo hipermusculado en poco tiempo, temiendo perder la feminidad.

Hoy en día ya se ha conseguido, en la mayoría de los casos, eliminar ese mito y cada vez se ven más mujeres que han perdido el miedo a meterse bajo la barra.

No se conocían los efectos del entrenamiento de fuerza en la salud.

La masa muscular siempre ha estado asociada a la estética, a la belleza, desde tiempo remotos. Ya las esculturas de la antigua Grecia lucían cuerpos musculados, era símbolo de fuerza y de poder.

Posteriormente, evolucionó en la era del culturismo, con su máxima expresión, al conocido como "El roble austriaco", **Arnold SCHWARZENEGGER**, creándose una pandemia de personas dedicadas al culto al cuerpo hoy en día.

Cada vez hay más estudios realizados sobre el entrenamiento de fuerza, conociéndose a día de hoy múltiples beneficios, indicando a la población de la necesidad de entrenar, junto a otros hábitos de vida saludables.

Gozar de una buena salud, mejorar la cantidad y calidad de vida gracias al entrenamiento de fuerza, minimizando en personas adultas la sarcopenia y dinapenia (pérdida de masa muscular y fuerza) y, con ello, elevando la esperanza de vida.

De nuevo todo es un sistema de creencias, piensas que la edad es un factor limitante, que a partir de ciertos años ya te predispones a envejecer y no puedes hacer nada al respecto.

Asumes que forma parte del ciclo de la vida, a partir de los cincuenta años, hacia arriba, ya tienes poco que hacer, resignarte a lo que venga. Pero no es así.

Esta creencia limitante forma parte del subconsciente colectivo, lo que hace la mayoría y, por tanto, como lo hace la mayoría, se considera normal.

Sin embargo, déjame decirte que estás en el ecuador de tu vida, cada vez se eleva más la esperanza de vida, pudiendo llegar a los cien años. Incluso en algunos laboratorios afirman que llegaremos a ser inmortales dentro de unos años, algo que todavía parece pertenecer a una película futurista.

Aunque de momento suene a fantasía, lo que sí puedes hacer es asegurarte llegar a los cien años en las mejores condiciones posibles y eso pasa por cambiar de mentalidad, cambiar la barra de bar por la barra del gimnasio.

Pero antes necesitas algunas razones para convencerte,

¿me sigues?

¿Cuáles son estos beneficios?

Hoy se sabe que el músculo es un verdadero órgano endocrino.

Segrega decenas de sustancias con múltiples funciones beneficiosas, llamadas mioquinas.

Es una fuente de salud:

—Aumenta la supervivencia ante un cáncer, mejorando la caquexia y con ello la calidad de vida del paciente.

—Induce a la formación de hueso.

—Ayuda a estabilizar las articulaciones y la espalda, evitando golpes y caídas.

—Aumenta la testosterona, Hormona del Crecimiento (GH), Factor de Crecimiento Insulínico tipo

1 (IGF-1), aumentando la cantidad y calidad de la masa muscular.

—Aumenta el metabolismo basal, elevando el gasto de calorías.

—Aumenta la función cognitiva, produciendo una serie de endorfinas que generan un estado de bienestar, mejorando estados depresivos.

—Disminuye el riesgo de diabetes, mejora la sensibilidad a la Insulina, aumenta la captación de glucosa por parte de los músculos evitando que se acumule como tejido graso.

—Mejora la sensibilidad a la leptina, mejorando las señales de saciedad cuando comes ayudando a luchar con el sobrepeso.

—Aumenta la oxidación de las grasas.

—Reduce la inflamación crónica de bajo grado.

No hay que confundir con la inflamación aguda que se produce después del entrenamiento, la cual desencadena los procesos de reparación y crecimiento muscular.

—Mejora la capacidad antioxidante.

—Actúa como modulador del sistema inmune.

—Menor enfermedad cardiovascular, reducción de la presión arterial, mejor perfil de colesterol.

Los cardiólogos antiguamente recomendaban largas sesiones de aeróbicos para reducir el riesgo cardiovascular.

Poco a poco se va tomando consciencia de la importancia de la masa muscular en la salud, llegando en la actualidad a prescribir **entrenamiento de fuerza, siempre supervisado por profesionales.**

Según un metaanálisis de **diciembre de 2018,** por **Evans W y col.,** que analizaron los efectos del entrenamiento de resistencia en personas con riesgo cardiovascular, se concluyó:

El entrenamiento de RESISTENCIA puede ser tan efectivo o superior a la prescripción de ENTRENAMIENTO AERÓBICO en el tratamiento de comorbilidades asociadas con la enfermedad cardiovascular. Estos hallazgos sugieren que el entrenamiento **resistencia** es una **prescripción de ejercicio adecuada** en entornos de **prevención primaria y secundaria.**

¿Deberías dejar de hacer el entrenamiento aeróbico?

Ahora que la ciencia avanza en pro del ejercicio de fuerza, tendemos a polarizar y pensamos que el ejercicio aeróbico ya no sirve, que no tiene beneficios.

La respuesta es "no".

¡No dejes de hacer entrenamiento aeróbico!

Se trata de combinar todos los beneficios posibles dentro de tu programa de entrenamiento.

El ejercicio aeróbico cobra gran importancia para ayudarte a quemar calorías y cuando llegues a la fase final de definición y quieras terminar de **"pulir"** tu físico. Realizar trabajo aeróbico a varias intensidades, como te enseñaré más adelante, tiene numerosos beneficios.

Ya tienes razones para cambiar las cintas de andar por los ejercicios de musculación o para combinar ambos, que sería el escenario perfecto.

Como decía, el músculo no solo es estética, es SALUD.

Añade vida a los años y no años de vida.

De ti depende que tomes consciencia y, cuando pasen los años, no llegues al final de tus días a base de pastillas como la gran mayoría.

Si todos estos beneficios estuviesen concentrados en una pastilla, ¿a que no dudarías en tomarla?

Pues esta pastilla existe, te la acabo de mostrar, EJERCICIO FÍSICO.

Las acciones que tomes hoy serán el resultado de tu salud el día de mañana,

¿a qué esperas?

BUSCANDO LA PÓCIMA MÁGICA

Ya viste anteriormente la importancia del entrenamiento de fuerza en la salud.

Pero centrándome ahora en la estética, siempre se busca el suplemento de moda que pueda beneficiarte para aumentar la masa muscular o la fuerza de manera más rápida, incluso en algunos casos llegando a usar esteroides anabólicos con el riesgo que ello conlleva para la salud.

Somos visuales y lo que primero nos llama la atención es el físico. Nos gusta vernos bien en el espejo y gustar a los demás. Por desgracia, vivimos en un mundo lleno de superficialidad en el que prima más la estética que el conocimiento, si tienes un buen físico eres un reclamo, aunque no tengas ni idea de lo que hablas.

Las redes sociales se han convertido en el escaparate de moda para vender tus servicios, basta con un buen físico para llenar tu billetera.

A su vez, para estar en el candelero, en ocasiones se pone en riesgo la salud, y es que, si no estás todo el año con un porcentaje de grasa muy bajo, luciendo abdominales, ya no sirves. Es lo que tiene representar a las marcas de moda.

Para eso se recurre a lo fácil, a utilizar sustancias ilegales en muchos casos.

Todo es bonito y de color rosa, todo el mundo muestra su mejor cara, pero detrás de esas fotografías, estas personas tienen problemas de salud, manifestando trastornos con la comida, consumiendo antidepresivos y estimulantes sexuales, entre otros.

Pero ¿hay alguna alternativa para mejorar el rendimiento sin necesidad de recurrir a fármacos?

Ignoras que el fármaco más potente se encuentra en tu **cerebro:**

Las <u>creencias</u>, los <u>pensamientos</u>, la <u>fe</u>, la <u>convicción</u> que otorgamos a algo.

Pero también hay que entrenarlo y, de nuevo, **no tenemos paciencia.**

<u>LA CONVICCIÓN</u>

¿Qué papel juega el *efecto placebo* en todo el proceso?

Un ejemplo claro de la convicción es el efecto placebo.

Si estás <u>convencido</u> de que un medicamento va a producir un resultado en tu cuerpo, puede producirse independiente de lo que contenga el medicamento.

Y en medicina se ha dado en innumerables casos.

En este sentido, **Maganaris y col.**, Realizaron un estudio sobre la expectativa depositada en el uso de esteroides y el rendimiento del entrenamiento.

En este estudio se mostraron las **notables mejoras en el rendimiento**, asociadas con la creencia de que los participantes estaban consumiendo esteroides.

La investigación **utilizó la administración de un placebo (sacarina)** con levantadores de potencia competitivos, utilizando información falsa sobre la naturaleza del medicamento para determinar los efectos de la expectativa.

En gran medida, se disiparon cuando los atletas fueron informados de la verdadera naturaleza de la droga, **UN PLACEBO (sacarina)**.

Los hallazgos mostraron que aumentó la fuerza, llegando a creer que estaban utilizando una sustancia potente de acción rápida durante toda la duración del estudio.

Después de conocer la verdad, los aumentos del rendimiento disminuyeron, no se produjeron o se invirtieron.

Los resultados indicaron que la expectativa jugó un papel notable en la mejora del rendimiento.

De nuevo se pone de manifiesto la frase que tantas veces habrás escuchado y es totalmente cierta, este es un ejemplo más:

"Para cambiar tu cuerpo primero tienes que cambiar tu mente".

Está demostrado el poder de crecimiento muscular que tienen los esteroides anabólicos, pero también los riesgos que conllevan.

Si quieres tener salud, no es una opción, salvo casos prescritos por un profesional médico para tratar ciertas patologías, para lo que fueron creados.

Está claro que los pensamientos no te van a ayudar a desarrollar la masa muscular de Arnold, pero quizá los anabolizantes tampoco, ya que influye también el factor genético, por tanto ¡¡No arriesgues tu salud!!

El ser humano siempre está en busca de la pócima mágica, aumentar la masa muscular a toda costa, como decía, es el objetivo principal.

En la actualidad, parecen estar de moda los SARMS (Moduladores selectivos del receptor androgénico).

De nuevo, estas sustancias son estudiadas por la comunidad médica para tratar ciertas patologías, pero que los amantes del culto al cuerpo no dudan en utilizar, sin saber qué están usando y qué repercusiones tiene.

Voy a explicarte en qué consisten y mi opinión al respecto.

SARMS

Los SARMS son moduladores selectivos del receptor androgénico que se unen de manera selectiva a tejidos para activar la señalización de andrógeno.

Se desarrollaron a finales de los años 90 con la finalidad de evitar propiedades **Fisicoquímicas** y **Farmacocinéticas NO DESEADAS de los esteroides.**

Como ejemplo, son las propiedades negativas de la *testosterona y sus derivados, causante de problemas cardiovasculares, hepáticos y prostáticos.*

Tienen un beneficio adicional, no tiene efectos **masculinizantes**.

La mayoría activan los receptores de músculos y huesos, minimizando otros lugares.

USOS:

- **La diana terapéutica** de los SARM son evitar la SARCOPENIA y OSTEOPOROSIS que se dan con la edad.

- Sirven para el tratamiento de cáncer de mama, y así evitar los efectos secundarios de las terapias actuales.

- Utilizado como anticonceptivo masculino.

- Para tratar la incontinencia urinaria por estrés.

- **Tienen la capacidad de aumentar masa muscular y fuerza, de ahí a la popularidad adquirida recientemente entre los amantes del hierro.**

- Producen **ganancias de masa muscular modestas,** en comparación con 300-600 mg de testosterona.

El fármaco más estudiado es el **OSTARINE**, capaz de aumentar la masa muscular, reducir la grasa corporal y mejorar la sensibilidad a la insulina. En pacientes con cáncer aumenta la masa muscular.

Está prohibido por la WADA (Agencia Mundial Anti-
dopaje) y la USADA (Agencia Estadounidense An-
tidopaje).

Aún sigue en estudio y no se sabe, a largo plazo, los efectos que puede causar.

Por lo tanto, no lo recomiendo, no merece la pena jugarse la salud por unos gramos más de músculo.

¿CUÁNTO MÚSCULO PUEDES GANAR?

Una vez conoces los beneficios del entrenamiento de fuerza en la salud, ya te puedes centrar en mejorar la estética.

La pregunta es muy frecuente, debes saber que no es fácil ganar masa muscular, necesitas tener algo que falta hoy en día, PACIENCIA y CONSTANCIA.

El aumento de la masa muscular viene determinado por tus genes, es raro ver hombres conseguir aumentar su masa muscular más de veinte kilos en toda su vida deportiva de forma natural.

¿Qué hace un jugador de baloncesto para medir 2,15 metros? Nada, ¿verdad?

Está predispuesto a ello, viene dado por su patrón genético.

Pero, como decía en la introducción del libro, la genética no lo es todo y son casos aislados. Puedes conseguir un gran físico a pesar de tu genética.

He visto multitud de veces ganar la constancia a la genética.

Lo que es común a todos los sujetos es que tienes que imprimir una gran cantidad de esfuerzo para lograr buenos resultados.

El hecho es que, si logras unir una buena genética y trabajo duro, eres imbatible.

Hay que desterrar otro mito dentro de este ámbito, y es que se piensa que las mujeres tienen menos capacidad para aumentar la masa muscular.

Esto se debe a la diferencia de testosterona entre ambos sexos, los hombres tienen hasta diez veces más testosterona que las mujeres.

Se pensaba que esto era un factor determinante, sin embargo, a día de hoy se sabe que los dos sexos tienen casi la misma capacidad de aumentar la masa muscular, ya que hay otras hormonas que entran en juego en el crecimiento muscular.

Aunque los hombres sí es cierto que tenemos mayor cantidad de testosterona, por el contrario, las mujeres producen una mayor cantidad de **igf-1** y **GH (factor de crecimiento insulínico tipo 1 y hormona del crecimiento)**, equiparando así el crecimiento muscular entre los dos.

Según la evidencia las ganancias se pueden establecer de la siguiente forma:

Hombres:

—El primer año, ocho kilos

—El segundo año, cuatro kilos

—El tercer año, dos kilos

Mujeres:

—El primer año, cuatro kilos

—El segundo año, dos kilos

—El tercer año, un kilo

Los primeros años de entrenamiento las ganancias son rápidas, llegando al 90 % conseguido en 4 años.

Cuando una persona sedentaria o deportista, sin experiencia, comienza a entrenar, con cualquier estímulo producirá una serie de adaptaciones, aumentando primero la fuerza y después la hipertrofia.

Este aumento primario de la fuerza se debe a la activación neural, mayor activación nerviosa, que se produce durante las primeras semanas de entrenamiento antes que las adaptaciones de la masa muscular.

El primer año de entrenamiento tu cuerpo lo recibirá como algo novedoso, reaccionando de forma considerable, generando un aumento rápido de la fuerza y la hipertrofia, a esto se le conoce como **EFECTO NOVATO.**

A medida que te vas acercando a tu potencial genético, cuesta más aumentar la masa muscular.

La solución pasa por optimizar las variables del entrenamiento y alimentación para seguir progresando, aunque no habrá un gran aumento y no será fácil.

CONSEJO:

—Si estás cerca de tu potencial genético y tienes poco margen de crecimiento muscular, establece un superávit ligero del 10 o 15 % de tus calorías de mantenimiento para no aumentar demasiado la acumulación de grasa.

EJEMPLO: Si tus calorías de mantenimiento son 2000, el 10 % serían 200 calorías, un total 2200 calorías diarias.

—Para empezar la etapa de ganancia de masa muscular, deberían estar como máximo en un 15 % DE GRASA CORPORAL los HOMBRES Y EL 23 % en MUJERES.

Recuerda que luego depende de las circunstancias personales de cada uno.

¿Esto quiere decir que, si tienes un 17 % de grasa corporal, no puedes empezar una fase de crecimiento?

Por supuesto que puedes, pero no es lo más óptimo, ya que el margen de mejora sin aumentar la grasa corporal es menor.

*En la segunda parte de la trilogía **TU PROPIO CAMINO**, te explicaré más extensamente cómo realizar una fase de volumen basada en la última evidencia científica, ahora sigamos centrándonos en la pérdida de grasa y la mejora de tu salud.*

Si sobrepasas estos porcentajes (15 % HOMBRES Y EL 23 % MUJERES) tienes dos opciones:

1—Es hora de realizar un *MINICUT* para seguir mejorando en la etapa de crecimiento muscular.

2—Pasar a una etapa de definición si llevas demasiado tiempo realizando volumen muscular.

MINICUT:

Período de definición corto dentro de una etapa de volumen, el cual se realiza para seguir optimizando tu metabolismo y sistema hormonal, para seguir aumentando masa muscular de manera eficiente, acumulando la mínima cantidad de grasa posible.

- Duración de entre tres y seis semanas, dependiendo del porcentaje de grasa corporal que tengas.

- Te recomiendo que realices cuatro semanas si tu porcentaje no es demasiado elevado.

- Realiza un déficit en torno a 1000 calorías diarias.

- Mantén la proteína alrededor de 2 gramos por kilo de peso corporal al día.

- La grasa reduce a 0,7 gramos por kilo de peso corporal al día.

- Resto de calorías de la dieta para los carbohidratos.

- La pérdida de peso semanal debe ser alrededor de un 1 % de tu peso total.

Ejemplo: Si pesas cien kilos, debes perder a la semana un kilo.

NOTA: El déficit de estas cuatro semanas dependerá de tu día a día, si eres una persona sedentaria que solo realiza entrenamiento de fuerza y el resto del día es sedentario, incluso en tu trabajo lo pasas sentado, **el déficit será más agresivo.**

Si, por el contrario, realizas bastante actividad física al cabo del día, más tu entrenamiento de fuerza, el **déficit será menos agresivo.**

****Si eres una persona delgada, con muy poca masa muscular, no me plantearía en hacer un *minicut*, por el simple hecho de verte los abdominales tapados, la prioridad es crear masa muscular.**

—El entrenamiento en ambos casos debe ser igual que si estuvieses aumentando masa muscular, es decir, aunque estés en *minicut*, entrenar para aumentar masa muscular.

Realizar muchos *minicuts* no es lo óptimo, vas a perder demasiado tiempo realizando estos periodos, restando tiempo a la ganancia de masa muscular.

Por lo tanto, intenta mantener la etapa de crecimiento muscular en los porcentajes de grasa arriba descritos.

¿QUÉ ES LA MEMORIA MUSCULAR?

Mantener la masa muscular no es tarea fácil, sobre todo en un período de lesión, en el que es difícil producir el estímulo necesario.

Aunque en el apartado de recuperación de lesiones verás algunos consejos para sobrellevar una lesión, vamos a ver el concepto de **memoria muscular.**

El cuerpo es desagradecido, lo que llevas construyendo años parece que en cuestión de semanas se deshace de él, llevando a la frustración en muchos casos. Pero no es todo tan negativo como parece.

Aquí entra en juego la memoria muscular.

Es un proceso en el cual es más fácil recuperar la masa muscular, que ganarla por primera vez.

Dos personas que empiecen a entrenar a la par:

Una de ellas que haya entrenado varios años, pero que lleve tiempo sin hacerlo y vuelva a retomar los entrenamientos; y otra que empiece a entrenar por primera vez, ¿cuál crees que avanzará más rápido?

¿Qué es lo que ocurre?

Que se mantienen parte de las adaptaciones que se generaron durante los años de entrenamiento.

Al dejar de entrenar la fibra muscular se atrofia, ***pero el núcleo de la célula permanece***. Al retomar el entrenamiento de hipertrofia, esos núcleos ya están creados, por el contrario, el sujeto que no ha entrenado nunca, debe fabricar nuevos núcleos.

Efectivamente, avanzará más rápido el primer sujeto, recuperando su forma rápidamente.

El proceso de pérdida de masa muscular tampoco es tan rápido como se piensa, porque descanses una semana de entrenar no va a pasar absolutamente nada, la mayor parte del peso que pierdes es glucógeno y agua, que se recupera de forma rápida al retomar el entrenamiento.

Según los estudios, en un período de tres semanas sin entrenar, las pérdidas de masa muscular son pequeñas.

Si es tu caso y no estás preparando ninguna competición o necesitas darte un respiro en el entrenamiento, incluso tienes planificadas unas vacaciones, no te obsesiones y disfruta de este periodo, tendrás el resto del año para mejorar.

En este caso mi recomendación es que te mantengas activo, realiza actividad física, aumenta tus paseos o rodéate de naturaleza. Así aumentarás el gasto energético a través de aumentar el **NEAT** (a continuación, te explicaré qué significan estas siglas) a la par que disfrutas de este período vacacional.

Es un buen momento para realizar otras actividades y salir del gimnasio.

GASTO ENERGÉTICO Y MOVIMIENTO

Para poder medir tu progreso, primero tienes que saber de qué forma tu cuerpo gasta energía, esto se conoce como "gasto energético" y está compuesto por varios factores:

-Metabolismo Basal (BMR):

Son las calorías mínimas que necesita tu cuerpo para mantener las funciones vitales, si estuvieses en una cama tumbado durante veinticuatro horas en reposo, como bombea el corazón, respirar, el funcionamiento del cerebro, etc.

-Efecto térmico de los alimentos (TEF):

Son las calorías que invierte el cuerpo en el proceso de digestión, absorción y asimilación. Cada macronutriente tiene una termogénesis distinta, aportando las proteínas un mayor consumo calórico que los carbohidratos o las grasas.

Siendo estas un 30 %: los carbohidratos 10 % y las grasas un 3 %.

De ahí que una dieta con una ingesta mayor de proteínas nos producirá mayor gasto de calorías.

-NEAT, Calorías derivadas del no ejercicio (Non Exercise Actitity Termogénesis):

Son las calorías que el cuerpo gasta durante el día a día, como puede ser caminar, subir o bajar escaleras, pasear al perro.

NEAT aumenta con la sobrealimentación y disminuye con la subalimentación. El cuerpo, como mecanismo de ahorro, te llevará a reducir el movimiento y, con ello, gastar menos calorías.

La importancia de mantener un NEAT elevado podría ser un componente decisivo para mantener tu peso corporal o adelgazar.

Si quieres tener éxito en la pérdida de grasa, mantente activo la mayor parte del día.

Por el contrario, un NEAT disminuido podría tender a la obesidad.

-Termogénesis del Ejercicio Físico, EAT (Exercise Activity Termogénesis):

Calorías destinadas al ejercicio físico, al entrenamiento voluntario.

Un error común es pensar que, en un entrenamiento típico de sala de musculación, se eliminan una gran cantidad de calorías, pasando la mayor parte del entrenamiento sentado de máquina en máquina.

Según los estudios, una persona promedio le puede suponer alrededor de 200 calorías el realizar una hora de entrenamiento de pesas en la sala de musculación, por lo tanto, aplicar movimiento y mantenerte activo durante todo el día puede ser tu aliado perfecto y una de las claves principales para mejorar tu proceso de pérdida de grasa.

Como puedes ver en la gráfica siguiente, el gasto de NEAT es superior al ejercicio físico.

Según los estudios, se considera que realizar alrededor de diez mil pasos diarios es una cantidad efectiva para maximizar tu proceso de pérdida de grasa y mejorar los parámetros de salud.

Hay numerosas aplicaciones para contabilizar los pasos diarios.

RESUMEN:

-Realiza entrenamiento de fuerza.

-Mantente activo, realiza entre diez mil y doce mil pasos diarios.

-Aumenta el consumo de proteína.

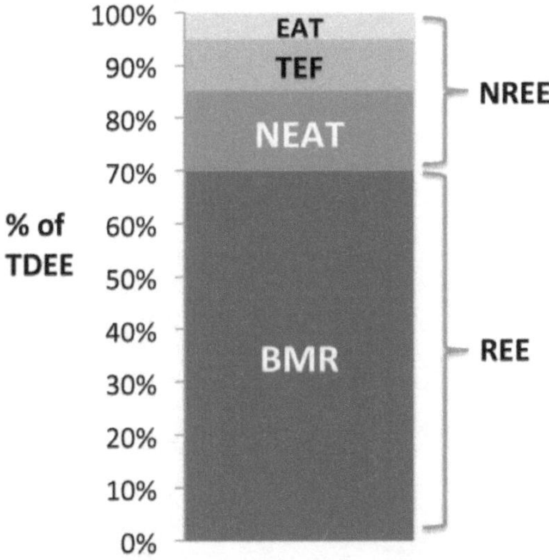

Componentes del gasto energético total diario (TDEE). BMR = tasa metabólica basal; NEAT = termogénesis sin actividad de ejercicio; TEF = efecto térmico de los alimentos; EAT = actividad de ejercicio termogénesis; REE = gasto de energía en reposo; NREE = gasto de energía no en reposo. Adaptado de Maclean et al., 2011.

FASE PÉRDIDA DE GRASA

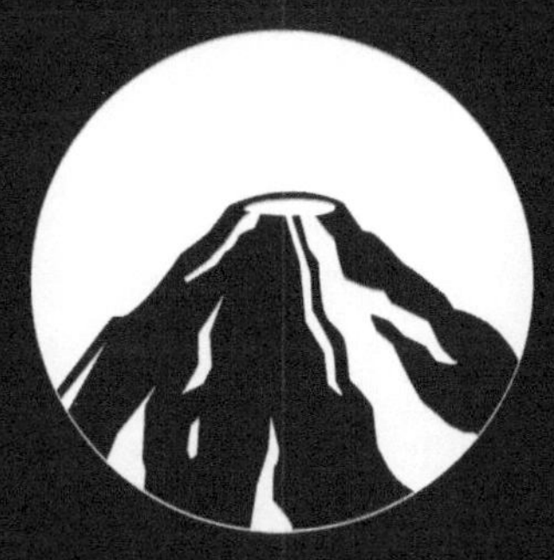

HOMEOSTASIS:

Homeostasis: Es la capacidad que tiene el organismo de mantener el equilibrio en el medio interno, Ph, temperatura, agua, glucosa. El problema es cuando el equilibrio se altera por factores externos, el cuerpo siempre se adaptará a lo que exijas, pero, ¿a qué precio?

A lo largo de una temporada, es importante la planificación, que establezcas periodos diferenciados, ciclos de volumen y ciclos de definición, es lo más óptimo para mejorar el rendimiento y conservar la salud.

Salvo que te encuentres en cada uno de los extremos:

1—Que seas demasiado delgado y necesites toda una temporada para aumentar tu masa muscular, estando en superávit calórico.

2—Que tengas un porcentaje elevado de grasa y quieras eliminar la mayor cantidad posible, alargando el período de definición.

En ambos casos es importante que tengas el factor *homeostasis* en cuenta. Saber optimizar los recursos, mientras llevas a cabo el proceso, es de vital importancia para que entiendas qué va sucediendo a lo largo del camino *y* no te desesperes en el intento.

Aumento de apetito, ralentización de pérdida de grasa, aumento de estrés, desregulación del sueño, etc.

Es posible que ocurra un declive del sistema inmunológico: Derivado de un déficit de calorías prolongado, altas cargas de entrenamiento de fuerza y entrenamiento aeróbico, unido al poco descanso son situaciones que te va a predisponer a un *descenso del sistema inmune*, pudiendo aparecer infección de las vías aéreas.

Mejora del sistema digestivo:

En este sentido es importante un correcto aporte de nutrientes, vitaminas y minerales, aportando variedad de alimentos, distintas fuentes de carbohidratos, proteínas y grasas.

Los micronutrientes (vitaminas y minerales), sobre todo los minerales. Los minerales son llaves enzimáticas, las cuales producen reacciones metabólicas necesarias para llevar a cabo la asimilación de los macronutrientes (proteínas, grasas, carbohidratos).

Si no hay micronutrientes, no hay absorción y no hay metabolismo.

El objetivo es evitar la dieta típica culturista del ***"arroz y pollo" carente de multitud de nutrientes necesarios para el correcto funcionamiento del organismo***, derivando en algunos casos en la pérdida de ciertas enzimas digestivas y así evitar que cuando acabes el período de pérdida de grasa e introduzcas más variedad de alimentos, no tengas problemas digestivos.

Es crucial entender que, como norma general, para mantener la salud no puedes estar siempre bajo mínimos, con dieta restrictiva de energía los 365 días del año.

He visto en innumerables ocasiones como la obsesión continua de tener el *sixpack* todo el año visible, acaba pasando factura.

Tanto en hombres como en mujeres, llevando a trastornos de la conducta alimentaria:

Obsesión por la comida, ansiedad a todas horas, miedo a comer, culpa por haber comido, obsesión por pesar cada gramo de comida.

Incluso depender la felicidad en una única comida a la semana (comida trampa o *cheat meal*) y volverte esclavo de tu físico.

Para mantener la homeostasis el cuerpo va a producir una serie de desbalances a nivel metabólico, hormonal y, sobre todo, emocional pudiendo llevar a la enfermedad. Esto no quiere decir que no puedas alargar un período de definición, pero no lo hagas una forma de vida. **¡¡PERIODIZA!!**

Establecer pausas en la dieta, recargas, te ayudará a llevarlo lo mejor posible. Verás más adelante en que consiste.

Parar: Sí, has leído bien, la importancia del descanso, muchas veces olvidado, primordial para mejorar la recuperación o simplemente para volver a equilibrar el organismo cuando llevas una etapa de estrés alargada en el tiempo y mejorar se vuelve muy complicado.

Puede llegar a un punto en el que te cueste horrores mejorar tu metabolismo, que este se encuentre ralentizado y debas establecer un descanso.

¿Acaso crees que los deportistas profesionales no gestionan sus picos de forma a lo largo de la temporada?

Todo deporte de alto rendimiento es patológico, de ahí la importancia de planificar la temporada de cara a un objetivo y, una vez cumplido, tener un descanso para volver al equilibrio previo.

Beneficios de una correcta nutrición en el deporte:

—Mejora del metabolismo y del balance hormonal.

—Sistema inmune.

—Tener una correcta sensibilidad a la insulina y leptina.

Todo ello se traducirá en una mejora de tu composición corporal.

—La suplementación debe ser el último eslabón de la cadena, solo cuando no puedas llegar a los requerimientos diarios, derivados del déficit calórico y necesites optimizar tu progreso.

No es concebible que te gastes cantidades elevadas de dinero en suplementos cuando no estás aportando vitaminas y minerales a través de la comida.

En definitiva, establecer una coherencia ente la nutrición, entrenamiento, descanso y suplementación para conseguir los mejores resultados sin perder la salud.

SISTEMA HORMONAL

La pérdida de grasa está mediada por diversos factores, entender este proceso te ayudará a saber que no es simplemente cuestión de fuerza de voluntad.

La piedra angular debe ser la _primera Ley de la termodinámica_, es decir, calorías que ingieres y calorías que gastas **(estar en déficit calórico)**. Pero va mucho más allá, todas las calorías no son iguales, a igualdad de calorías, el alimento también cobra importancia.

Ya que no es lo mismo que te comas 100 calorías de un _dónut_ que solo aportará azúcares, harinas refinadas y grasas hidrogenadas que son perjudiciales para la salud y poca saciedad, a que te comas 100 calorías de una pieza de fruta, compuesta por vitaminas, minerales, fructosa, fibra y agua, además de una mayor saciedad.

Otro factor determinante es cómo influye en el proceso el **_balance hormonal._**

El cuerpo está regido por el sistema de regulación interna de **Hambre y Saciedad**, comandado por una serie de hormonas, principalmente son dos: la **leptina** y la **insulina**, pero también participan otras hormonas: **la tiroides y grelina, cortisol, colecistoquinina (CCK) y péptido YY (PYY).**

La correcta gestión te llevará a una exitosa pérdida de grasa.

A continuación, te ofreceré las claves para optimizar el funcionamiento de tu sistema hormonal. Pero primero vamos a la raíz del problema.

LEPTINA

La leptina es una hormona que se encuentra en el tejido adiposo.

Cuando empiezas un proceso de pérdida de grasa y el tejido graso comienza a descender, esta hormona comienza a disminuir.

Al bajar sus niveles, y para intentar defender el peso, activará el **modo supervivencia,** mandará una señal al hipotálamo, que es el centro de operaciones, y **aumentará la sensación del hambre** a través del aumento de la hormona grelina, la cual se encuentra en el sistema digestivo.

Aquí es donde se produce el principal problema, **el hambre.**

Se producirá una disminución de la tiroides y del sistema nervioso, ralentizando el metabolismo, provocando cansancio que te llevará a reducir el movimiento (NEAT), como te expliqué anteriormente, y con ello reducir el gasto energético.

Como ves, de forma resumida, es un mecanismo adaptativo que hay que entender, para tener una pérdida de grasa lo más exitosa posible.

¿Cuál es uno de los problemas que ocurre en personas con obesidad?

Estos sujetos tienen lo que se conoce como "resistencia a la hormona leptina", a continuación, te explico en qué consiste.

Resistencia a la leptina:

La leptina actúa a nivel central (hipotálamo) y a nivel periférico (células musculares).

El concepto de "resistencia a la leptina" es la **incapacidad de sentirte satisfecho a pesar de tener gran cantidad de leptina.**

La leptina manda una información a nivel central (hipotálamo), pero a pesar de eso, no puede actuar, ya que se hay una alteración en sus receptores.

El resultado es que, **aunque tengas gran cantidad de grasa, y con ello gran cantidad de leptina, debido a la resistencia que se produce a nivel central,** _**no se produce saciedad, por tanto, sigues teniendo hambre**_**, llevándote a comer más, predisponiendo a la obesidad.**

CLAVES PARA MEJORAR LA SENSIBILIDAD A LA LEPTINA

1/ Ejercicio voluntario, el entrenamiento

Se sitúa entre los métodos más creíbles y mejor estudiados para aumentar la sensibilidad a la leptina, tanto central como periféricamente**.**

Los mecanismos de acción incluyen:

— La activación de las neuronas receptoras de leptina en el núcleo hipotalámico.

— La restauración de la capacidad de la leptina para repartir los ácidos grasos intracelularmente hacia la oxidación y alejarlos del almacenamiento de triglicéridos.

2/ Evitar la privación de sueño

La leptina tiene efecto sobre el cortisol, la grelina y la hormona tiroides.

Dormir poco, menos de siete horas, puede aumentar los niveles cortisol.

La elevación del cortisol está relacionada con la retención de grasa a nivel abdominal.

La grelina producirá un aumento del hambre y la tiroides ralentizará el metabolismo.

3/ Mejorar la sensibilidad a la Insulina:

La reducción de la insulina dará como resultado un efecto paralelo mejorando la sensibilidad a la leptina. En el siguiente capítulo te explicaré cómo hacerlo, permanece atento.

4/ Introducir alimentos integrales, ricos en fibra

Todo este panorama te lleva a que no serás capaz de bajar peso si no te centras primero en mejorar tu salud y poner en equilibrio el sistema hormonal antes descrito.

Intentar hacer un sobreesfuerzo te llevará inevitablemente al abandono, al no ser capaz de luchar contra el hambre presente de manera constante.

RESUMEN:

1-Entrenamiento voluntario (aeróbico y de fuerza).

2-Duerme entre siete y ocho horas.

3-Mejora sensibilidad a la insulina (más adelante verás cómo).

4-Introduce fibra en la dieta.

INSULINA

La insulina es una hormona segregada por las células beta del páncreas, es la más anabólica del cuerpo humano, es una hormona de almacenamiento, tanto del tejido muscular como del tejido graso.

Ante una subida de glucosa en sangre, después de comer, el páncreas va a segregar insulina para evitar la toxicidad que producen niveles altos de glucosa en el organismo.

La insulina es la llave metabólica encargada de introducir la glucosa en las células musculares y hepáticas, almacenándola en forma de glucógeno.

La sensibilidad a la insulina es clave para que se produzca este almacenamiento de la glucosa en forma de glucógeno. En condiciones normales, con poca insulina, se producirá este almacenamiento.

El problema viene cuando los depósitos de glucógeno de tus músculos y tu hígado están llenos.

Ante elevaciones constantes de glucosa, se produce una incapacidad de almacenamiento, ya que los depósitos se encuentran llenos de glucógeno.

A través de un proceso llamado "homeostasis", el cuerpo siempre va a tender al equilibro y, recordemos, para evitar la toxicidad que produce niveles altos de glucosa en sangre, el páncreas va a segregar más cantidad de insulina para forzar la entrada de glucosa en las células musculares, produciendo a su vez resistencia de las mismas a captar más glucosa.

Esta situación repetida en el tiempo se conoce como **"resistencia a la insulina"**.

A su vez, el hígado comenzará a transformar glucosa en grasa para liberar espacio y esta grasa viajará por la sangre, en forma de triglicéridos, almacenándose en tejido graso, de nuevo gracias a la acción de la insulina.

RESISTENCIA A LA INSULINA

Un exceso energético, alto consumo de hidratos de carbono de alto índice glucémico, consumo de productos ultraprocesados cargados de azúcares y harinas refinadas... todo ello produce grandes elevaciones de glucosa a lo largo del día, mantenida esta situación durante un período de tiempo prolongado, unida al *sedentarismo*, una falta de movimiento y ejercicio, produce la *resistencia a la insulina*.

Esta situación mantenida en el tiempo conlleva a una **acumulación de grasa.**

¿Cómo saber si sufres resistencia a la insulina?

Estos son algunos de los ***síntomas físicos*** que pueden manifestarse:

1- Acrocordones. Son verrugas pequeñas que aparecen a la altura del cuello.

2- Acantosis Nigricans. Piel engrosada y oscura en cuello y brazos, parece suciedad.

3- Hirsutismo. Desarrollo excesivo del vello, especialmente en la mujer.

4- Alopecia androgénica. Caída de cabello, tanto en hombres como mujeres, especialmente a partir de la menopausia.

OTROS SÍNTOMAS:

5- Mediante analítica: Glucosa en ayunas por encima de 100mg/dl y Hemoglobina Glicosilada por encima de 5,5.

6- Insulinemia en ayunas más de 15 microunidades/ml.

7- Grasa en zona abdominal, deseos de comer dulce de manera frecuente, dificultad para perder peso.

IMPORTANCIA DE LA INSULINA:

—La insulina es una hormona de almacenamiento, hace subir de peso.

—Es la hormona más anabólica que existe: permite la entrada de glucosa al interior de la célula, proteínas y ácidos grasos.

—Disminuye los niveles de testosterona libre.

—Disminuye niveles de hormona del crecimiento.

—Aumenta los niveles de estrógenos.

—Disminuye la conversión de t4 a t3.

—Cuando la liberación de insulina por parte del páncreas es alta, se produce un bloqueo del adipocito, evitando la salida de los ácidos grasos, bloqueando además la beta oxidación (la quema de grasa).

—Aumenta la inflamación corporal, siendo la inflamación crónica la puerta de entrada a multitud de enfermedades.

—La insulina inhibe la autofagia (proceso de regeneración celular).

¿Qué eleva la insulina?

—El consumo de **hidratos de carbono** provoca liberación de la insulina por parte del páncreas.

—El aminoácido **Leucina.**

—Hormonas hiperglucemiantes:

Glucagón, hormona de crecimiento, catecolaminas (Adrenalina y Noradrenalina), cortisol.

Ante una bajada excesiva de glucosa en sangre, el organismo para mantener la Homeostasis (equilibrio) del que hemos hablado, segrega hormonas hiperglucemiantes.

Glucagón: hormona contrarreguladora de la insulina, segregada también por el páncreas ante una bajada excesiva de glucosa, para subir la glucosa en sangre.

Hormona de crecimiento: *una dieta baja en hidratos de carbono, alto nivel de estrés, alta carga de entrenamiento, reducción de los niveles de la insulina.*

En esta situación alargada en semanas, descienden los niveles de glucosa, el organismo para compensar puede liberar hormona del crecimiento, al ser hiperglucemiante aumenta los niveles de glucosa en sangre.

Catecolaminas: si estás pasando por una época en la que puedas tener problemas, estés preocupado a todas horas, con estado de nerviosismo y sobreestrés emocional, el organismo detecta una adversidad, necesitando glucosa para **luchar o huir** elevando la producción de **adrenalina y noradrenalina.**

Estas hormonas transformarán el glucógeno almacenado en glucosa para tener energía para enfrentarte a la adversidad **(glucogenólisis)** y realizarán la descomposición de aminoácidos musculares para formar glucosa **(gluconeogénesis).**

Derivado de ese pico de glucosa, cuando ha cesado la situación de estrés, se produce una vuelta a la calma, tu páncreas de nuevo va a segregar insulina para bajar el nivel de glucosa en sangre que te acabas de producir.

En consecuencia, y sin tú saberlo, puedes estar sentado en el sillón de tu casa sin parar de pensar en esos problemas que tienes y estar produciéndote subidas y bajadas de glucosa durante todo el día, *sin necesidad de comer.*

Este estado mantenido en el tiempo te puede llevar a producir una resistencia a la insulina de ORIGEN EMOCIONAL.

Cortisol: hormona antiestrés, biológicamente se produce un pico sobre las siete de la mañana que nos incita a levantarnos para buscar comida y enfrentarnos al día a día.

Recién levantado, derivado del ayuno nocturno, el cuerpo se encuentra con niveles bajos de glucosa, produciendo un pico de cortisol, elevando la glucosa y así proporcionarte energía para empezar el día.

Por el contrario, una elevación de cortisol durante el día puede formar glucosa, degradando aminoácidos musculares.

*—Con todas estas situaciones descritas, ante casos de hipoglucemias o necesidades de energía, estas hormonas que aumentan la glucosa, sin necesidad de comer, **son capaces de liberar insulina.***

DISMINUYE LA INSULINA Y BAJA DE PESO

La insulina no es *per se*, la mala de la película, ni la causante de la obesidad como factor único, pero ante casos de obesidad, suele haber una resistencia a la insulina de base.

Su mala gestión, debido a los **malos hábitos alimenticios** durante el día a día, en el que consumes hidratos de carbono de índice glucémico alto durante las comidas, consumo de ultraprocesados, unido a la **falta de actividad física y ejercicio físico**, te llevará a empeorar la salud, generando inflamación de bajo grado y aumentando el riesgo de padecer otras enfermedades.

Por eso centrar la pérdida de peso, ***desde una perspectiva integral, marcará la diferencia.***

Mejorar la salud a través de abordar el funcionamiento de tu sistema hormonal, entender que está pasando en tu vida, no solo por la ingesta de comida, sino problemas emocionales que puedas estar atravesando.

Entender que puedes estar consumiendo una alta cantidad de calorías y, a pesar de ello, seguir con hambre constante.

Estarás alimentado, pero no nutrido.

Y a nivel emocional, por fin ***dejarás de sentirte culpable*** ante esa falta de voluntad que te ha venido acompañando durante años, la cual no has sabido cómo gestionar y te ha llevado a la frustración constante y al fracaso. Todo ello por no saber qué está ocurriendo en tu cuerpo y cómo optimizar los recursos.

¿Qué pasa cuando disminuyes la insulina?

- Al no haber presencia de insulina, disminuye el peso corporal.

  Se agotarán los depósitos de glucógeno, produciendo un descenso rápido del peso corporal (glucógeno y agua).

- Se impide la entrada de glucosa en las células, impidiendo la acumulación de glucógeno.

- Disminuye la entrada de aminoácidos en la célula.

- Se impide la entrada de ácidos grasos al interior del adipocito.

- Se activa la gluconeogénesis, que es la formación de glucosa a partir de aminoácidos musculares.

¿CÓMO USAR EL HIDRATO DE CARBONO?

Para mejorar la pérdida de grasa, PRIORIZA hidratos de carbono de **índice glucémico medio-bajo** en las **comidas alejadas del entrenamiento**, para evitar una elevación de la insulina.

Antes del entrenamiento:

De una a dos horas antes del entrenamiento, utilizar hidratos de medio índice glucémico, que sean fácilmente digeribles.

Durante el entrenamiento: En la mayoría de los casos no es necesario utilizar hidratos de carbono, sobre todo si estás en una fase de pérdida de grasa corporal y entrenas fuerza en una sala de pesas, de máquina en máquina. Salvo casos puntuales, en una hora típica de entrenamiento, no se llegan a agotar los depósitos de glucógeno.

Si realizas un entrenamiento exigente de dos o tres horas, como puede ser el entrenamiento de cuádriceps, puedes utilizar un hidrato de carbono de alto índice glucémico como la AMILOPECTINA o la MALTODEXTRINA.

Después del entrenamiento:

Como norma general, utiliza hidratos de carbono de alto índice glucémico para **reponer glucógeno mus-**

cular y facilitar reconstrucción muscular, arroz blanco, pasta blanca, plátano, dátiles, etc.

El índice glucémico es la velocidad con la que la glucosa pasa a la sangre. Al producirse una rápida elevación, el páncreas descargará insulina para introducir dicha glucosa en la masa muscular y en el hígado, y así rellenar estos depósitos previamente agotados con el entrenamiento.

Pero si tienes un porcentaje de grasa elevado puedes prescindir de ellos y utilizar hidratos de carbono de índice **glucémico medio-bajo**, priorizando integrales, legumbres, frutas, verduras.

CLAVES PARA MEJORAR LA SENSIBILIDAD A LA INSULINA Y LA PÉRDIDA DE GRASA

Una vez ya conoces los mecanismos que producen la resistencia a la insulina y lo que conlleva, dificultando la pérdida de grasa, el objetivo es revertir la situación.

Abrir los receptores de la célula muscular para facilitar la captación de glucosa.

PASOS:

- **Entrenamiento de Fuerza: es clave para sensibilizar los receptores de insulina.**

- **Descargas de hidratos de carbono. Especialmente de índice glucémico alto, que producen una elevación brusca de glucosa en sangre y, con ello, una secreción de insulina.**

  Mantener niveles de insulina elevados durante todo el día te dificultará la quema de grasa (recuerda que la insulina bloquea el adipocito y la oxidación de la grasa).

- **La membrana celular está compuesta por fosfolípidos, de ahí la importancia de introducir alta cantidad de ácidos grasos para sensibilizar los receptores. Aumentar el consumo de Omega3 (pescado azul, nueces, semillas de girasol, lino, etc.).**

- Canela, mejora la sensibilidad a la insulina.

¿QUÉ CANTIDAD DE HIDRATO DE CARBONO USAR?

Siempre hay que individualizar y ver todo el contexto del sujeto, por lo que es imposible dar una recomendación absoluta.

*****Para mejorar sensibilidad a la insulina*****

1///—Empezar con rango de 2 a 3 gramos por kilo de peso corporal.

Ir modificando en función de estancamiento.

2///—Bajar a 2 gramos pudiendo llegar al mínimo de 1 gramo, en algún momento puntual, sin bajar de esta cantidad.

Hay otras herramientas como la dieta cetogénica, que tiene un nivel inferior de carbohidratos.

Hablaré detalladamente en la segunda parte de la trilogía *TU PROPIO CAMINO*.

El resto de la composición de la dieta:

1- Utiliza 2 gramos de proteína por kilo de peso corporal durante todo el proceso.

2- El resto de calorías para las grasas de calidad.

Debes priorizar alimentos como el huevo, carnes, aguacate, frutos secos, aceite oliva virgen extra, pescado graso, lácteos, etc.

SUPLEMENTOS:

- Picolinato de cromo:

Actuando como regulador de la glucosa.

- Acido Alfa Lipoico:

Capacidad antioxidante y actúa también como sensibilizador a la insulina.

- Berberina:

De la medicina tradicional china, tiene efectos antidiabéticos.

Reduce la resistencia a la insulina y *mejora los marcadores biológicos de la Diabetes tipo II, como la* **glucosa en ayunas y la hemoglobina glicosilada.**

La berberina puede activar (AMPK) mientras inhíbe la proteína-tirosina fosfatasa 1B (PTP1B), aumentando así la sensibilidad a la insulina.

Se ha demostrado que la enzima (PTP1B) participa en la regulación de la señalización de la insulina y el desarrollo de **la obesidad, también se ha implicado en el desarrollo de cáncer de mama.**

La inhibición de esta enzima (PTP1B) está siendo estudiada para tratar la diabetes tipo 2 y la obesidad, pudiendo, en este sentido, ejercer la BERBERINA efectos positivos.

Dosis:

1500 mg de berberina, tomada en **tres dosis de 500 mg** cada una antes de las comidas principales, parece ser igual de efectiva que tomar **1500 mg de Metformina.**

Este suplemento es seguro, pero faltan investigaciones a largo plazo.

-Curcumina:

La curcumina es un polifenol que se encuentra en la cúrcuma, que se usa como colorante alimentario y como medicina herbal tradicional. Numerosos estudios avalan sus beneficios:

-En un estudio de *2014 por kuptniratsaikul V, afirma su capacidad antiinflamatoria,* la cual ha sido demostrada en artrosis de rodilla, cadera y muñeca.

En el estudio se comparó la curcumina con el ibuprofeno. Se estableció que una dosis de Ibuprofeno de 1200mg al día y una dosis de curcumina de 1500mg, mostraron ser igual de efectivos, sin embargo, el número de eventos o malestar abdominal de la curcumina fueron significativamente menores que con el ibuprofeno.

-Estudio de **Li M y colaboradores de 2018** muestra efectos antitumorales *y antimetastásicos* en cáncer colorectal.

-El estudio de **Ray Humilde RD y colaboradores del año 2015** potencia el efecto del ejercicio en la biogénesis mitocondrial y eliminación de mitocondria dañadas, dando lugar a un músculo más sano.

-El estudio de **kullkarni S y colaboradores de 2009,** actúa como agente antidepresivo al aumentar la liberación de serotonina y dopamina.

Otros estudios siguen mostrando más beneficios:

-Ayuda al control de la obesidad y la diabetes al mejorar la glucosa en sangre y la sensibilidad a la insulina.

-Antioxidante, refuerza el glutatión (antioxidante más potente del cuerpo).

-Capacidad de mejorar la función cerebral en enfermedades neurodegenerativas como el alzhéimer y párkinson.

-Por todo, ello es considerado un superalimento a incluir en tu día a día y combinarlo con un estilo de vida saludable y realización de ejercicio.

-Su único inconveniente es su *baja biodisponibilidad oral*, la cual **aumenta al *combinarla con piperina*** (alcaloide de la **pimienta negra**) y con *grasas como el aceite de oliva virgen extra.*

Para superar este inconveniente se están desarrollando formulaciones nuevas de curcumina para aumentar su biodisponibilidad.

-METFORMINA:

Es un fármaco antidiabético de primera línea para el tratamiento de la diabetes mellitus tipo 2.

Para utilizar en última instancia y **bajo prescripción médica**, como todo medicamento tiene unos efectos secundarios y la ***METFORMINA*** **puede causar problemas intestinales, ocasionando diarreas.**

Fármaco antienvejecimiento, con numerosos estudios que corroboran su eficacia.

Según un estudio la metformina mejora la inflamación de bajo grado en la obesidad.

Según un estudio de 2013 **Seifarth y colaboradores analizaron** la efectividad de metformina en la pérdida de peso en personas no diabéticas con obesidad.

En el estudio trataron a 154 pacientes consecutivos con un índice de masa corporal mayor 27 kg/m2 en un entorno ambulatorio durante seis meses con metformina hasta una dosis de 2.500 mg por día.

Además, incluyeron a 45 pacientes no tratados como controles. Los pacientes fueron monitoreados por cambios de peso durante seis meses.

Antes de comenzar el tratamiento con metformina se determinó la sensibilidad a la insulina en todos los pacientes después de una prueba de tolerancia a la glucosa oral de 75 g.

Los pacientes con ***resistencia severa a la insulina perdieron significativamente más peso en comparación con los pacientes sensibles a la insulina***. El porcentaje de pérdida de peso fue independiente de la edad, el sexo o el índice de masa corporal.

Conclusión:

La METFORMINA es un medicamento eficaz para reducir el peso en un entorno ambulatorio naturalista en pacientes obesos y con sobrepeso sensibles a la insulina y resistentes a la insulina.

La metformina activa la ruta catabólica AMPK, suprime la expresión de proteínas tumorales, pero puede provocar un descenso de la testosterona libre.

Hay numerosos estudios que avalan el uso de la Metformina, pudiendo ser el medicamento antienvejecimiento más prometedor de cara al futuro.

Siempre ha de adecuarse a cada contexto y, sobre todo, no pensar que es la pócima mágica que va a solucionar tu problema desde el sillón de casa.

Nada sustituye a una buena alimentación y ejercicio físico.

¿EXISTE LA RESISTENCIA A LA DIETA?

Este es un fenómeno que se da mayormente en personas obesas, el cual, según un estudio **(Lichtman SW)** del Centro Hospitalario St. Luke's-Roosevelt, en el que los sujetos **<u>afirmaban que repetidamente no perdían peso</u>** a pesar de restringir el consumo de calorías, llegando a ingerir menos de 1200 calorías por día.

Según los investigadores, parecía existir dos explicaciones a esta resistencia a la dieta:

1-Bajo gasto de energía (poco movimiento).

2-Subinformación de la ingesta calórica (comen más de lo que dicen).

El gasto energético total y la tasa metabólica en reposo en los sujetos con resistencia a la dieta (grupo 1) estuvieron dentro de valores pronosticados y no hubo diferencias significativas entre los grupos 1 y 2 en los efectos térmicos de los alimentos y el ejercicio.

3-Por lo tanto, se excluyó el bajo gasto de energía, es decir, que su metabolismo se hubiese ralentizado como un mecanismo de resistencia a la dieta autoinformada, concluyendo que SU METABOLISMO FUNCIONABA CORRECTAMENTE.

El hecho de que algunos sujetos obesos no pierdan peso, mientras comen una dieta que informan que son bajas en calorías, se debe a una ***ingesta de energía sustancialmente más alta que la informada y a una sobreestimación de la actividad física, no a una anormalidad en la termogénesis.***

Ingerían hasta 1000 calorías más de las que afirmaban. Y gastaban menos de lo que ellos pensaban, se movían menos, llegando a 250 calorías menos al día.

Muchas de las personas obesas afirmaban que habían llegado a fracasar en intentos de hacer dieta hasta veinte veces, incluso ayudados con intervención médica.

El fenómeno de autoinformar MAL se suele dar en casi todas las poblaciones, no solo en la obesidad, tendemos a informar mal tanto de la ingesta de alimentos, como el gasto energético.

EJEMPLO:

Solemos negociar con nosotros mismos en algunas ocasiones. Si resulta que mi contador de calorías o la cinta andadora del gimnasio nos dice que hemos quemado, por ejemplo, 600 calorías, podemos permitirnos el lujo de comer unas 400 más de ese capricho que se nos antoja, y aun así estaremos mejorando porque aún tenemos un margen de 200 calorías.

Las máquinas de gimnasios tienen gran margen de error, a veces con la intención de motivar a la persona a realizar ejercicio, marcan mucho más de la cuenta.

Al igual que las aplicaciones informáticas que miden tu gasto calórico, por lo tanto, de esas 600 calorías supuestamente quemadas, en realidad son 300, y el capricho ingerido que tanto deseas seguramente son más calorías y de peor calidad.

De nuevo se pone de manifiesto que, para poder cambiar, el primer paso es hacerte responsable y ser sincero contigo mismo para poder ayudarte.

Pero puede ser que sea algo muy difícil para ti.

¿POR QUÉ SE RALENTIZA LA PÉRDIDA DE GRASA CUANDO QUEREMOS PERDER PESO?

Pese a lo que se cree, perder grasa no es un proceso fácil, los primeros días derivados del cambio de hábitos puedes mejorar rápido, pero a partir de ahí el organismo intenta defenderse.

Verás qué sucede y qué puedes hacer al respecto, ¿me sigues?

Un cuerpo menos pesado disminuye su metabolismo basal, (las calorías que gasta para mantener el funcionamiento de los órganos, el cerebro), etc.

En la primera semana de dieta se produce una **disminución del tamaño de los órganos,** reduciendo con ello el peso corporal y el metabolismo basal.

Se produce un **componente adaptativo**: el músculo se vuelve un 20 % más eficiente, gastando menos calorías para el mismo entrenamiento y esto es más notable si entrenas con cargas bajas.

Es fundamental mantener entrenamientos pesados en época de pérdida de grasa, pese al mito instaurado de entrenar con poco peso y realizar muchas repeticiones.

¡ENTRENA COMO UNA BESTIA!

CLAVES PARA SALIR DEL ESTANCAMIENTO

Cuando lleves unas semanas perdiendo peso y notes que te has estancado, antes de seguir bajando comida, que es lo que te puede estar pasando por la cabeza, ya que piensas que sería algo "lógico", sigue estos pasos:

1—Espera dos o tres semanas para ver realmente si hay estancamiento

Esto se comprueba a través de:

- Peso corporal, si no bajas de peso.

- Si la imagen en el espejo no mejora.

- Tus medidas corporales tampoco.

Si al cabo de dos semanas sigues estancado:

2—Aumenta el gasto energético:

Puede venir de dos vías:

—Primero aumenta el ejercicio diario, comprueba la cantidad de pasos diarios o incluye una sesión de ejercicio cardiovascular semanal adicional.

—Segundo, reduce la ingesta de comida (haz una reducción de 100 a 200 calorías diarias) y vuelve a chequear la semana siguiente.

3—Introducir recargas de carbohidratos semanales:

Dependiendo de tu porcentaje de grasa corporal, a mayor cantidad de grasa, menos recargas. Empieza por una recarga cada quince días, a medida que bajes de peso, utiliza una semana, pudiendo llegar a dos o tres semanales con un porcentaje de grasa bajo.

Las recargas de un día o dos, según la evidencia actual, no tienen capacidad para revertir las adaptaciones hormonales y metabólicas producidas por una larga restricción calórica, pero si **aumentan la adherencia debido a que mejoran el factor psicológico del sujeto.** Saber que cada pocos días tienes una recarga te hace más llevadero el proceso.

Eleva ese día sobre **400 calorías** en forma de **carbohidratos.**

4—*Diet break,* si lo anterior no te ha funcionado y ya tienes una ingesta de calorías muy baja, no es cuestión de bajar más calorías, sino de comer más.

En la práctica es una técnica que me ha funcionado con todas las personas, en mayor o menor medida, para conseguir resetear el metabolismo y seguir la pérdida de grasa.

A continuación, te explico la manera de implementarlo.

DIET BREAK:

Diet break *consiste en hacer un descanso cada 4 a 8 semanas de dieta, con una duración de entre 1 semana y 15 días.*

Elevas tus calorías al nivel de mantenimiento, una media de 400 diarias, y reduce el ejercicio cardio-vascular a la mitad.

¿Cada cuánto implementar un *diet break*?

Según los investigadores debe implementarse de 4 a 8 semanas de déficit calórico.

<u>Pero ojo, no debes de confundir con hacer un parón y comerte toda la cantidad de productos ultraprocesados que se te pasen por la cabeza, ya que tirarás el proceso a la basura.</u>

Un ***diet break*** es una estrategia que, bien utilizada, es ampliamente efectiva, avalada por la ciencia. En mi experiencia, no solo funciona a nivel psicológico, sino a nivel fisiológico llegando a producir en los atletas un *reset* del metabolismo.

A nivel psicológico te ayudará a paliar la sensación continua de hambre al sentirte más saciado.

Volverás a sentirte fuerte en los entrenamientos, derivado de la reposición de los depósitos de glucógeno, aumentando la recuperación entre sesiones.

RESUMEN:

Si se produce un estancamiento en tu pérdida de peso, espera dos semanas antes de modificar las calorías, si pasado este tiempo sigues igual, reduce tu ingesta o aumenta el ejercicio, como expliqué en el paso anterior.

> Si ya has bajado tus calorías anteriormente y no te ha funcionado, es hora de introducir un *DIET BREAK*.
>
> Te ayudará a salir del estancamiento y volverás a eliminar grasa corporal de nuevo.

A nivel hormonal, elevarás de nuevo la tiroides y la leptina.

Durante el tiempo de *diet break* puede que ganes peso, te mantengas o incluso disminuyas a pesar de estar aumentando tus calorías.

Esto último puede estar relacionado con la bajada de los niveles de cortisol, ya que, al disminuir estos niveles, empezarás perder el agua retenida.

Si aumentas peso, no te preocupes, se debe principalmente a la acumulación de glucógeno y agua en tus músculos, recuerda que cada molécula de glucógeno arrastra al interior de la célula muscular entre 3 y 4 moléculas de agua, aunque recientemente se está cuestionando esta teoría y parece ser que el glucógeno arrastra más cantidad de agua.

Este peso adquirido en el *DIET BREAK* lo perderás rápidamente los días posteriores, al volver a la dieta anterior, habiéndose producido una "puesta a punto" en tu cuerpo que te ayudará a seguir perdiendo grasa.

LA BÁSCULA EN LA PÉRDIDA DE GRASA CORPORAL

Una de las herramientas para medir el progreso corporal es el control de la báscula.

Un proceso de definición de pérdida de peso saludable, dentro de la literatura científica, se sitúa entre un 5 y un 10 % del peso corporal inicial.

Y el mantenimiento, indica mantener esa pérdida del 10 % a largo plazo, durante al menos un año.

Ejemplo: si pesas 100 kilos, perder en el proceso 10 kilos, y mantener esos 90 kilos durante al menos un año.

Una pérdida de peso de 400 o 500 gramos semanales de media, es ideal para retener la máxima cantidad de masa muscular posible, para ello debes ajustar tu dieta aumentando o disminuyendo comida y/o entrenamiento.

Ejemplo: Por lo tanto, aplicado al ejemplo anterior tardarías veinte semanas en el proceso de pérdida de grasa para pasar de 100 kilos iniciales a 90 kilos, a una media de 500 gramos semanales.

Dependiendo del esfuerzo que impliques, tardarás más o menos, tampoco es una cifra inamovible, ya que lo importante es la adherencia y puede que no tengas prisa, vayas más despacio y la pérdida sea menor, pero más sostenible en el tiempo.

Si es algo menos o algo más no te obsesiones.

El peso es un arma de doble filo, a algunas personas les va bien y lo utilizan a diario, para ser más estrictos en el control de su alimentación y llevar a una pérdida de peso mayor. Pero esto es algo, como he dicho, muy individual.

Sin embargo, para otras personas el control diario puede llevar al autosaboteo, particularmente cuando es difícil **separar su autoestima personal de las fluctuaciones diarias de la báscula.**

Tomar el peso diariamente, pero sacar un promedio semanal puede reducir la ansiedad y el autojuicio de los pasajes diarios.

Según **KLOS**, en **un estudio,** informaron que el **autopeso** más frecuente entre las mujeres se relacionó con mayores problemas psicológicos relacionados con la preocupación por el peso corporal.

Entre los hombres se observó lo contrario. Se observó mayor satisfacción corporal y tendencia hacia la salud y el estado físico.

Según mi experiencia, no lo recomiendo a diario debido a la sugestión que desencadena en la mayoría de personas.

El problema surge cuando desarrollas **Apego Emocional** a un objetivo fijado de peso corporal, es decir, luchas por conseguir un número determinado.

Al inicio empezarás a bajar gramos rápidamente, los primeros días, creando una relación negativa con la báscula, asignando la creencia errónea de que **"más es mejor".**

Cuando ves que la báscula ya no se mueve diariamente, te vuelves esclavo de ella, empieza a controlar tu vida.

Se convierte en una obsesión y con ello lo que ocurre es que *aumentan los niveles de estrés a través de la hormona "cortisol" relacionada con el aumento de la grasa abdominal, y esto no es nada beneficioso porque te llevará a un aumento de peso.*

¿Cómo aplicar la flexibilidad?

Permitir un margen de maniobra dentro de una temporada puede ser una solución.

Según los estudios puede estar alrededor de 2 o 3 kilos por encima del peso que estás tratando de mantener o alcanzar para permitirte disfrutar la vida y, aun así, seguir progresando.

Tienes que mantener el objetivo que te marcaste al principio **abierto a modificaciones, nunca debe ser algo inmutable.**

Es positivo, tanto física como psíquicamente, permitir que el peso objetivo se mueva.

Si tu objetivo era conseguir 70 kilos puedes estar en 72 kilos.

En el camino hacia la pérdida de grasa para conseguir el físico soñado el **progreso es gradual y se producen mesetas**.

Puedes llevar un buen ritmo de pérdida de peso durante bastante tiempo y, a medida que te acercas al objetivo final, de repente atravesar una meseta.

Es un punto en la pérdida de grasa en el que la báscula no se mueve.

Llegado a una meseta te puede pasar que te encuentres feliz, aunque no hayas alcanzado el objetivo inicial, si esto sucede abandona el objetivo original de manera momentánea o definitiva, te ayudará a eliminar estrés.

Es muy importante sentirte cómodo contigo:

—Te será más fácil ser amable contigo y con los demás.

—Tendrás pensamientos positivos cuando veas tu reflejo en el espejo.

—Los pensamientos negativos sobre ti serán de menor frecuencia y de menor intensidad que los demás pensamientos.

Si todo esto varía es hora de hacer un descanso en la dieta.

Personas insatisfechas con su peso y apariencia son más neuróticos y tienen comportamientos de apego temerosos.

Estas personas ven más la televisión, tienen menos autoestima, menos satisfacción por la vida.

Por el contrario, personas satisfechas con su peso y apariencia se sienten más contentos con la vida.

Las redes sociales también aumentan el sentimiento de insatisfacción, pueden llevarte a una alimentación más desordenada.

Están bajo nuestro control, no permitas que controlen tu estado mental.

Debes abordar los factores psicológicos, antes y durante el camino de cara a mejorar la **imagen positiva de la rutina** y la **dieta,** tienes que aprender a **disfrutar del proceso**, no únicamente del resultado final.

No te preocupes por el peso, no debes centrar tu progreso solo en él.

Otras métricas a utilizar son:

—La imagen, cómo te ves en el espejo.

—Cómo te queda la ropa.

—Qué rendimiento estás obteniendo.

Según un estudio de **CLARK**, una pérdida brutal de peso, alrededor de 15 kilos en hombres y mujeres durante 2 años, se logró al **enfocar el progreso en el rendimiento del ejercicio**, en lugar de enfocarse en perder peso.

Cuanto menos te obsesiones con el peso, más exitoso será el mantenimiento de los objetivos de composición corporal.

RESUMEN:

—**El peso es una herramienta más**, si te crea estrés y lo utilizas, que sea una vez por semana.

—Ya sabes que lo que piensas se manifiesta. **Debes sentirte bien en el proceso**, te ayudará a ser mejor contigo, con los demás y generar un entorno positivo.

—**No te dejes influenciar por las redes sociales**, tienes el poder sobre ellas, generar expectativas irreales puede llevarte a la frustración.

—Permite **ser flexible cuando llegues a una meseta**, asume estar un par de kilos por encima en algún momento de la temporada y céntrate en el rendimiento deportivo.

—Utiliza **otras herramientas**: espejo, ropa, rendimiento deportivo.

—*Y, por último, no debe depender tu felicidad de lo que digan unos simples números, si esto ocurre es hora de hacer un descanso.*

CÓMO MEJORAR LA SACIEDAD EN LA PÉRDIDA DE GRASA ¡¡¡NO PASES HAMBRE!!!

Como has visto, no es solo cuestión de números, sino que tu sistema hormonal tiene mucho que decir en la pérdida de grasa. Otro factor muy importante que ya anuncié anteriormente es que todas las calorías no tienen el mismo efecto en el cuerpo, a igualdad de calorías, el cambio puede ser totalmente distinto.

El alimento es fundamental para el éxito, ¿qué estás aportando a tu organismo?, ¿nutrientes de calidad o ingredientes basura?

Una alimentación basada en alimentos reales que aporten vitaminas, minerales y fibra, a la par que macronutrientes proteínas, hidratos de carbono y grasas, no solo te darán energía, sino que aumentará tu saciedad y calmará tus ganas de engullir.

La saciedad es un claro obstáculo cuando iniciamos cualquier plan de pérdida de peso, sea mediante matemáticas o te guíes por el sistema de Hambre-Saciedad. Si no puedes controlar en gran medida el hambre, lo vas a tener difícil, a la larga se convierte en una batalla perdida.

Uno de los problemas que existe a la hora de perder grasa corporal es que se ha creído que es un proceso fácil, sin apenas imprimir esfuerzo y dedicación.

Hay que establecer una diferencia, no es lo mismo una persona con sobrepeso que quiera bajar unos kilos para estar saludable, que otra que busca un porcentaje de grasa corporal bajo o muy bajo, ya que la dedicación y el esfuerzo será mucho mayor.

En este sentido, se hace relevante la importancia de los alimentos, su composición y el nivel de saciedad que aportan.

Que a igualdad de calorías te sientas más saciado es una clave para mejorar tu ADHERENCIA.

A continuación, te daré consejos para mejorar la saciedad y te explicaré cuáles son los alimentos más y menos saciantes.

PROTEÍNA:

El primer paso es establecer un porcentaje elevado de proteína, entre **1,6 y 2,2**. Algunos estudios afirman un nivel superior llegando a **2,8-3,3** gramos de proteína por kilo de peso corporal al día en sujetos delgados. Si tienes sobrepeso u obesidad, establece este rango en el peso objetivo que deseas conseguir, es decir, si pesas 100 y tu peso objetivo son 75, establece tu nivel de ingesta de proteína en 75 kilos.

EJEMPLO: 75 x 2 gramos de proteína= 150 g/día.

CARBOHIDRATO:

Consume fruta entera es la mejor opción de consumirla, debido a que la masticación y la fibra te aportarán saciedad, patata, cereales como la avena y legumbres como, por ejemplo, las alubias, lentejas.

Pero cuidado porque si lo cocinas por cualquier medio para hacerlo más sabroso, la saciedad disminuye.

Esto no quiere decir que no debas prepararlo para que tenga buen sabor, ya que hay varios factores pueden modificar la saciedad.

GRASA:

Aumenta el consumo de Nueces, aunque las grasas tienen 9 calorías, más del doble de los hidratos de carbono y las proteínas, las nueces son una buena elección.

Tienen efectos beneficiosos para tu salud cardiovascular y mejoran la pérdida de grasa.

—Entre el 55 y 75 % de energía aportada por este alimento se compensa con la dieta, mejorando la saciedad y reduciendo la ingesta de calorías.

—El 15 % se elimina por pérdida fecal.

—El 10 % aumenta el gasto energético.

FIBRA:

La ingesta de fibra aumenta la saciedad, la viscosidad y la fermentación intestinal, al igual que la fibra de la fruta y la verdura.

La avena contiene un tipo de fibra soluble llamada *Betaglucano* que tiene beneficios para mejorar la salud cardiovascular, ayudando a **reducir los niveles de colesterol**.

Su mecanismo se debe a la capacidad de formar geles viscosos que atrapan los ácidos biliares en el intestino, reducen su circulación y reutilización y aumentan su eliminación por las heces.

La mayor eliminación de estos ácidos biliares reduce la absorción de las grasas y el colesterol en el intestino. El hígado se ve obligado a producir más ácidos biliares y para ello utiliza el colesterol sanguíneo, reduciendo finalmente los niveles de colesterol.

LÁCTEOS:

La leche entera por su contenido en grasa y los productos lácteos, a pesar de ser líquidos, aportan saciedad.

<u>**TÁCTICAS DE AGUA**</u>

1—Ingerir 500 mililitros veinte minutos antes de comer, en cada comida principal.

2—Ingerir 500/1000 ml durante toda la comida.

3—Masticar bien la comida y tomar un sorbo de agua en cada bocado.

4—Orden de alimentos: Consume primero los alimentos menos calóricos como, por ejemplo, el agua, las ensaladas, etc.

ALIMENTOS MÁS Y MENOS SACIANTES

ALIMENTO MÁS SACIANTE:

Según un estudio, un factor clave en la saciedad es el peso del alimento, en este sentido el número uno se lo lleva la **patata cocida.**

Al ingerir el alimento produce una distensión gástrica, con lo que te va a producir mayor saciedad. Aparte, la patata aporta pocas calorías.

Una forma de prepararla es cocinarla y dejarla enfriar, para tomar en frio o recalentarla después mínimamente.

En este proceso se forma lo que se conoce como **almidón resistente, un tipo de almidón que se resiste a la digestión**.

Se va a convertir en prebiótico, es decir, alimento para nuestras bacterias intestinales.

Se absorben menos calorías por la resistencia a la digestión, aportando saciedad.

ALIMENTO MENOS SACIANTE:

Según el estudio anterior el alimento menos saciante se lo lleva el ***croissant***, la **bollería** por los siguientes motivos:

—Aporta mucha grasa.

—No aporta proteína.

—No aporta fibra.

—Pesa muy poco.

—Tiene una alta densidad energética, aportando muchas calorías.

No hay ningún tipo de bollería o galletas que sean saludables, por mucho que nos quieran convencer.

La industria se encarga de etiquetar los productos como "0 % azúcares", o "*lights*", pero, por otro lado, están compuestos de aceites vegetales, grasas de mala calidad que está comprobado que empeoran por sí mismos tu salud.

Intenta limitar el consumo de este tipo de productos.

MEJORA TU SISTEMA DIGESTIVO Y PIERDE GRASA:

"No somos lo que comemos, somos lo que absorbemos".

Habrás escuchado miles de veces una frase parecida, **"Somos lo que comemos"**, pero no es del todo cierto, ya que, de la funcionalidad de tu sistema digestivo, de la capacidad de absorción y asimilación, depende en gran medida tu **físico, tu salud y tu estado emocional.**

Siempre solemos dar preferencia para mejorar la pérdida de peso a las calorías, pero rara vez se le da importancia a la microbiota.

Sabiendo el papel que desempeña en nuestro cuerpo, es para tener muy en cuenta su correcto funcionamiento.

Ya puedes realizar una correcta nutrición, bien balanceada, pero si tu sistema digestivo no tiene capacidad para absorber los alimentos, estás fallando en el primer paso de toda la ecuación.

Se sabe que hay una relación entre nuestro cerebro y el intestino.

Al intestino se le conoce como segundo cerebro, en él se produce el 95 % de la serotonina, que es la hormona de la felicidad y el 40 % de dopamina, la que nos lleva a sentirnos más motivados para hacer las cosas, proyectos, etc.

La vida se presenta como una imagen y un espejo, depende de lo que haya por dentro, se estará manifestando en el exterior, en tu físico.

A la hora de afrontar una pérdida de grasa, siempre debemos atender primero a mejorar la salud, escuchar a tu cuerpo es muy importante, hacer caso a las señales que te está demandando y abordarlas primeramente, puede ahorrarte mucho tiempo y dinero.

Inflamación corporal, malas digestiones, dolores abdominales, reflujos, dilatación abdominal, son algunos síntomas de que tu sistema digestivo no funciona de manera óptima y que pueden ser el indicio de enfermedades como la permeabilidad intestinal, colon irritable, sobrecrecimiento bacteriano, disbiosis, depresión.

Por lo tanto, el mantenimiento de la integridad y calidad de la mucosa intestinal, como principal puerta de entrada a los nutrientes, es el objetivo de este apartado.

En este sentido, es de gran importancia conocer qué tipo de bacterias habita en el intestino, llamada microbiota intestinal.

Veamos qué es y cómo influye en la salud y en la composición corporal el mantenimiento de una buena salud.

Microbiota intestinal: el intestino está habitado por unas bacterias denominadas microbiota, estas bacterias participan en numerosos procesos como mantenimiento del sistema inmune, incluso puede estar ligado con la obesidad, ya que, según los estudios, las personas obesas tienen diferente microbiota intestinal.

Dependiendo de esa composición, puede llevarnos a una mejor salud y, como consecuencia, mejor rendimiento deportivo.

¿Cómo se forma la microbiota y qué factores influyen en su mantenimiento?

La microbiota la adquirimos al nacer. Se ha demostrado que depende del nacimiento del bebé tendrá una clase de microbiota.

Los bebes nacidos por cesárea tienen una microbiota diferente, ya que no se exponen al canal vaginal de la madre.

Se ha visto que puede estar parcialmente relacionada con la obesidad infantil y con otras enfermedades metabólicas del sistema inmune.

Como solución a este problema, los investigadores intentaron frotar el bebé con los fluidos vaginales de la madre en los primeros dos minutos de nacimiento. Los bebés con cesárea que fueron frotados con los fluidos vaginales de la madre tenían una microbiota intestinal similar a los bebés que nacieron naturalmente.

Otra forma de adquirir microbiota es **ingerir la leche materna**, el medio ambiente y a través de los alimentos que comemos. Es por eso que las diferentes poblaciones en diferentes partes del mundo tienen diferente microbiota intestinal.

Se ha comprobado que la leche contiene bacterias, siendo más beneficiosas que los preparados de leche en polvo.

Demostrado que los bebes alimentados con leche materna tienen diferente microbiota intestinal.

El medio ambiente: disfrutar al aire libre, tocar la tierra, jugar con nuestras mascotas, puede ser más beneficioso para nuestra salud y no preocuparnos tanto por la limpieza continuamente es otra forma de adquirir microbiota.

Se ha comprobado que los niños que se exponen en su infancia al medio ambiente, jugar en la calle o tocar animales, etc. tienen un sistema inmune más elevado que el resto de niños.

Exposición a antibióticos: el uso de <u>antibióticos</u> afecta de manera <u>negativa a la microbiota intestinal</u>. Mata las bacterias malas y es necesario para tal fin, pero también mata las bacterias beneficiosas. Es por eso que después del uso de antibióticos se puede tener diarrea. También hay estudios que correlacionan el uso de antibióticos en la infancia con la obesidad, y esto puede deberse al efecto de los antibióticos en la microbiota intestinal.

—Si vas a someterte a un tratamiento de antibióticos, te recomiendo automáticamente que consumas probióticos.

Dieta: La microbiota es diversa y puede modificarse con la dieta, la fibra en la comida puede afectar a la composición de la microbiota.

A continuación, te presentaré consejos para mejorar tu sistema digestivo.

CONSEJOS PARA MEJORAR TU SISTEMA DIGESTIVO

1— Hidratarse:

Al beber agua vas a conseguir disminuir la cantidad de ácido clorhídrico.

2— Diminuir frecuencia de comidas

Reducir la frecuencia de comidas y ampliar la ventana de ayuno dará un respiro a tu sistema digestivo.

3— Introducir Ayunos:

El ayuno activa la autofagia y con esto el proceso de reciclaje celular.

4— ¿Limitar el consumo de gluten?:

La celiaquía es una enfermedad autoinmune que produce una intolerancia al gluten de forma permanente. Es una lesión de la mucosa digestiva, produce daño en las vellosidades intestinales.

Mucho se ha hablado a lo largo de los últimos años de esta proteína.

Si está relacionada con la inflamación corporal, si produce problemas intestinales, problemas coronarios, etc., proponiendo hasta la fecha un gran número de profesionales del sector, la limitación o eliminación por parte de sujetos no intolerantes al gluten, para mejorar su salud.

Hay una variante de personas que no son celiacas, pero sí que les sienta mal el gluten, esto se denomina ***"sensibilidad al gluten", no celiaco***, estas personas se quitan el gluten de la dieta y mejoran, el problema es que no están diagnosticados.

Si tienes problemas intestinales persistentes y no eres celiaco, acude a tu médico para establecer un posible diagnóstico.

En cuanto a salud coronaria, si no eres celiaco y no tienes problemas intestinales, no deberías eliminar el gluten de tu dieta, ya que, según el **último estudio**, la ingesta dietética de gluten a largo plazo no se asoció con el riesgo de enfermedad coronaria.

Sin embargo, evitar el gluten puede reducir el consumo de granos integrales beneficiosos, lo que puede afectar el riesgo cardiovascular. *No se debe alentar la promoción de dietas sin gluten entre personas sin enfermedad celíaca*.

5— Aumentar el consumo de fibra (en torno a 30 gramos diarios).

6— Bicarbonato:

Ayuda a mejorar los reflujos, ayuda a controlar la acidez.

7— Suplementación con glutamina:

A pesar de haber sido consumida durante muchos años para aumentar la masa muscular, se ha demostrado que no tiene ningún beneficio en este sentido.

Se sabe que no tiene la capacidad para aumentar la fuerza, la hipertrofia y la recuperación muscular.

Únicamente podría mejorar en estados de **grave destrucción muscular, como puede ser en personas que han sufrido *quemaduras graves y están hospitalizadas, cuya administración de glutamina es por vía intravenosa.***

Sin embargo, algún estudio ha mostrado ***beneficios en el tratamiento de enfermedades intestinales como la <u>permeabilidad intestinal</u>.***

Pero el peso de la evidencia no lo soporta y aunque se han mostrado estos beneficios, han sido en estudios observacionales.

Los ensayos clínicos no apoyan el uso en enfermedades intestinales a pesar de que estudios en animales sí parece funcionar significativamente.

En mi experiencia personal, puedo decir que la **GLUTAMINA NEUTRA (sin edulcorantes),** sí ha funcionado con personas a las que he recomendado este suplemento, al inicio de la dieta, sobre todo si estas personas **mostraban problemas emocionales.**

Corregir el territorio intestinal donde recordemos que se segregan la mayor cantidad de hormonas de la felicidad (serotonina y dopamina), puede ayudar de manera significativa con la glutamina.

¿Será debido al efecto placebo?,

Compruébalo, a lo sumo perderás unos euros, pero tu estado emocional, NO TIENE PRECIO.

8— Enzimas digestivas: introducir alimentos con enzimas digestivas como la piña que contiene **Bromelina** y la papaya que contiene **Papaina.**

9— Probióticos:

Los probióticos son organismos vivos. Podemos obtener probióticos a través del yogur, alimentos fermentados y suplementos nutricionales.

No hay mucha evidencia de un efecto directo de los probióticos en la pérdida de peso. Sin embargo, se ha demostrado que la suplementación con **Lactobacillus gasseri** puede reducir la adiposidad abdominal y el peso corporal.

Es recomendable hacer un estudio y ver qué clase de cepa necesitas.

Utilizar probióticos de origen humano, de 4.ª generación puede ser de gran ayuda, ya que son capaces de resistir la acidez del estómago, llegar al intestino grueso y colonizarlo.

10— Prebióticos:

Los prebióticos son tipos de fibras que tienen un impacto positivo en la microbiota intestinal. Comer una dieta rica en prebióticos puede mejorar la microbiota. Los probióticos son el alimento de la microbiota intestinal.

Un ejemplo de un prebiótico es la oligofructosa y se ha demostrado que la oligofructosa aumenta la liberación de las **hormonas promotoras de saciedad, PYY y GLP-1, en ratones.**

Estas hormonas retardan el vaciamiento gástrico aumentando la saciedad.

También se ha demostrado que el consumo de almidón resistente se asocia con una reducción de la grasa abdominal inferior y aumenta sensibilidad a la insulina.

El almidón resistente es un tipo de fibra que se resiste a la digestión. Recuerda que este tipo de almidón se forma por ejemplo a partir de la **patata o el arroz**. Al cocinarlos y dejarlos enfriar se forma este almidón, que se podrá ingerir recalentando el alimento mínimamente o consumiendo en frío, aportando saciedad, alimento para las bacterias y menos calorías.

RESUMEN:

Aunque todavía está por determinar el papel de la microbiota en la obesidad, parece que tiene un futuro prometedor, no se sabe si la diferencia de la microbiota de los obesos y los delgados es una causa o una consecuencia.

Pero lo que sí se sabe es que tener una alimentación saludable, agregar más fibra y alimentos probióticos a nuestra dieta puede tener un efecto positivo en nuestro peso y salud, a través de diversos mecanismos, incluida la alteración de nuestra microbiota intestinal para inhibir las vías hacia la obesidad.

DESCANSO: EL DÉFICIT DE SUEÑO

El éxito en la pérdida de grasa consiste en un triángulo equilátero de tres partes iguales: nutrición, entrenamiento y descanso.

De nada sirve que nutrición y entrenamiento vayan de la mano si no tienes capacidad de recuperarte de los entrenamientos.

Vamos a analizar el sueño: un déficit de sueño nos puede acarrear algunos problemas de salud que empeorarán tu objetivo sin duda.

Recientemente se ha publicado un estudio del **28 agosto de 2019, por Dáttilo y col.,** los efectos de la deprivación del sueño después de realizar un entrenamiento excéntrico y sobre qué impacto tiene en el organismo a nivel muscular y hormonal.

Se sabe que la privación del sueño altera no solo las hormonas sanguíneas, sino también las citoquinas, que podrían estar relacionadas con la recuperación del músculo esquelético.

<u>-Se realizaron dos protocolos de entrenamiento excéntrico:</u>

1- Entrenamiento excéntrico seguido de 48 horas de **privación** total de sueño y doce horas de sueño normal.

2- Entrenamiento excéntrico seguido de 3 noches de **sueño regular.**

Se analizaron durante el protocolo: la creatina quinasa (CK), testosterona libre y total, IGF-1, cortisol, factor de necrosis tumoral alfa, interleucina (IL) -1beta, IL-6, antagonista del receptor de IL-1 e IL-10.

Los resultados mostraron que la contracción máxima voluntaria isométrica (MVC) y el marcador creatinquinasa en sangre (CK) aumentaron por igual durante el período de estudio en ambas condiciones.

—De las citoquinas evaluadas, solo la IL-6 aumentó en la DEPRIVACIÓN.

—No se detectaron diferencias en los niveles de testosterona, pero IGF-1, cortisol y la **relación de cortisol a testosterona total fueron más altas en DEPRIVACIÓN.**

Para concluir, la deprivación total del sueño, después un ejercicio con alto componente Excéntrico (EEIMD), ***no retrasa la recuperación de la fuerza muscular, pero modifica las respuestas inflamatorias y hormonales.***

RESUMEN

La falta de sueño afecta negativamente a estas hormonas relacionadas con la recuperación, produciendo una disminución de la testosterona, hormona del crecimiento, IGF-1, y aumentando el cortisol (estrés), aumento de citoquinas proinflamatorias como IL-6.

Estos resultados ponen de manifiesto la importancia de la cantidad y calidad del sueño a la hora de mejorar el rendimiento, ya que si no puedes establecer estos períodos de sueño reparador, debes tener en cuenta varias cosas:

1- Que la carga de trabajo del día siguiente debe ser modificada.

2- Que vas a sufrir una pérdida de rendimiento.

3- Que aumentas el riesgo de lesión.

***Por tanto, utilizar la siesta en este caso puede ser una buena opción.*

Según la evidencia, utilizar entre veinte y cuarenta minutos máximo de siesta, parece que reduce los efectos negativos del déficit de sueño nocturno.

A partir de esta cantidad, no parece mejorar los marcadores, produce letargo durante la tarde, pudendo interferir con el rendimiento de tus actividades, incluso puede perjudicar de nuevo el conciliar el sueño nocturno.

Otros factores alterados por deprivación de sueño

Un déficit de sueño se relaciona con depresión, pérdida de memoria, incapacidad de memorizar, aceleración de procesos tumorales, envejecimiento acelerado, diabetes, depresión del sistema inmune, trastorno del sueño.

Al dormir estableces un sueño profundo y reparador, el cerebro se limpia de placas beta amiloides, que están relacionadas con la enfermedad de alzhéimer.

Hay un cambio de estatus hormonal, al no dormir se dispara la grelina y disminuye la leptina, aumenta la sensación de hambre y te invita a comer más.

¡¡EL FRIGORÍFICO PELIGRA DE NOCHE!!

La falta de sueño aumentará tu cansancio, te vas a mover menos, que unido a la mayor ingesta de alimentos, te va a predisponer al aumento de peso.

Una cantidad moderada de ejercicio dos horas antes de acostarse favorece la relajación, favorece el sueño, pero en exceso, hace difícil conciliar el mismo, produciendo una hiperactivación del sistema nervioso central.

Si tienes opción, adelanta la hora de entrenamiento.

Estrés y ansiedad: el estrés es una fuente de tensión, no permite conciliar el sueño y también puede ocasionar que se duerma de más, conocida esta situación como hipersomnia.

Hipersomnia: horas excesivas de sueño, algunas personas pueden tener una necesidad mayor de horas de sueño durante la noche, así como brotes de sueño durante el día. Este sueño excesivo es empleado a veces como mecanismo de defensa ***para escapar a las frustraciones de la vida y de la ansiedad***, también pueden provocarlo desequilibrios endocrinos.

La ansiedad y la depresión afectan a la capacidad para dormir, la ansiedad impide el sueño, aumentan los niveles de adrenalina y corticoides.

El común en los mortales tendemos a llevarnos los problemas a la cama, veremos más adelante en la sección de psicología, cómo influyen en nuestra vida diaria y cómo podemos mejorarlo.

Aunque no hay una pauta específica universal, ya que esto es algo muy individual, se recomienda dormir entre siete y ocho horas diarias.

SUPLEMENTOS PARA MEJORAR EL DESCANSO:

Ante un déficit de sueño te propongo algunos suplementos por orden de menor a mayor impacto.

HERBÁCEOS:

Son una combinación de hierbas con sólida evidencia que tienen la capacidad de aumentar el descanso, son inocuas y entre ellas destacan:

-Melissa: en taquicardias de origen nervioso, tranquiliza el músculo cardiaco y restablece el ritmo normal del corazón. Es un tranquilizante natural.

-Pasiflora: acción sedante utilizada en casos de insomnio.

-Cimifuga racemosa: efectos beneficiosos para el sistema hormonal de la mujer, con propiedades sedantes.

-Tila: propiedades somníferas y ansiolíticas, ideal para controlar el insomnio.

-Valeriana: capacidad sedante, ansiolítico y calmante en el histerismo.

MAGNESIO:

El magnesio es un mineral con múltiples beneficios, entre ellos la contracción muscular, ayuda a combatir el estreñimiento y la mejora del descanso.

Dosis: consumir entre 500 y 700 miligramos una hora antes de dormir.

TRIPTÓFANO o SU VARIANTE 5HTP:

El triptófano es un aminoácido esencial, hay que aportarlo a través de la dieta. Este está presente en numerosos alimentos proteicos: carnes, huevos, pescados, legumbres, semillas.

Es regulador de la serotonina, ya que la serotonina es precursora de la hormona melatonina, favoreciendo el sueño.

El consumo de hidratos de carbono actúa como facilitador de la entrada de triptófano en el cerebro:

El triptófano, para cruzar la barrera hematoencefálica, compite con otros aminoácidos de menor tamaño, por lo tanto, introducir algo de hidrato de carbono en la cena producirá una elevación de la insulina que arrastrará a esos aminoácidos pequeños al almacenamiento y despejará el camino para la entrada de triptófano al cerebro.

Dosis: tomadlo alejado de las comidas, en dosis de 300 miligramos.

¡¡¡¡ATENCIÓN!!!!

No utilizar triptófano si estás en tratamiento con ANTIDEPRESIVOS (inhibidores de la recaptación de serotonina), ya que puedes producir un síndrome serotoninérgico.

Este síndrome surge cuando se utiliza más de una de estas sustancias al mismo tiempo, como puede ser los antidepresivos(ISRS) y el triptófano.

El síndrome serotoninérgico es un conjunto de síntomas causado por un exceso de serotonina.

Se manifiesta principalmente por alteraciones mentales, hiperactividad autonómica y trastornos neuromusculares.

MELATONINA:

Es la hormona inductora del sueño que se estimula con la oscuridad. La melatonina está implicada en la mejora de la composición corporal y pérdida de grasa.

En un estudio que se realizó en mujeres menopaúsicas, al introducir esta hormona, mejoraban su composición corporal. Debido a la falta de estrógeno, estas mujeres, acumulan grasa con más facilidad.

Se cree que su mecanismo de actuación es que, al aumentar el descanso, disminuyen los niveles de cortisol y con ello aumenta la pérdida de peso.

El cortisol aumenta la enzima p450 aromatasa, la cual se encuentra en la grasa, aumentando la ***lipoprotein-lipasa, que hidroliza los triglicéridos y permite la captación por parte de los tejidos de los ácidos grasos libres.***

Dosis: entre 2 y 5 miligramos diarios, quince minutos antes de dormir. Empieza con dosis bajas y ve subiendo en función de tus sensaciones.

Recomendado para mayores de 18 años, no presenta ningún efecto negativo, pero su uso a largo plazo no está documentado.

Como consejo, solo utilizar para una época de estrés, de alta carga de trabajo, estudios, exámenes, entrenamiento, etc. cesando su consumo cuando disminuya el estrés.

Una hora antes de dormir intenta evitar el uso del teléfono móvil, pantallas de televisión, IPad, que emitan luz azul, ya que inhibe la producción de melatonina hasta un 30 %.

SUPLEMENTACIÓN DEPORTIVA:

La suplementación deportiva se ha convertido en uno de los negocios actuales con más crecimiento en los últimos años.

Nacen nuevas marcas, nuevos puntos de venta y nuevos productos con el fin de mejorarnos la vida y ayudarnos a conseguir nuestro propósito de manera más fácil.

Pero esto solo debe representar una ayuda cuando tienes todas las demás áreas cubiertas, es decir, entre un 5 y un 10 %.

A día de hoy solo algunos de los cientos de productos cuentan con el suficiente respaldo científico.

Y aunque haya estudios a favor de más productos, tienes que tener cuidado y saber esperar a que salgan más publicaciones respaldando tales beneficios antes de comprar dicho producto.

La mayoría de las veces, hay intereses ocultos detrás de las investigaciones.

Son financiados por las propias empresas de suplementación con la intención de que salgan los resultados del estudio en sentido favorable al producto para conseguir una mayor venta en el mercado y así dar credibilidad a dicho producto.

Alguna vez se han dado casos en los que han introducido sustancias dopantes en estos suplementos con el fin de aumentar de manera más rápida la pérdida de grasa o aumentar la masa muscular.

Con esta práctica se pretende **disparar el boca-oreja,** es decir, aumentar rápidamente la publicidad favorable de dicho producto e incrementar el número de ventas al observar el cliente resultados rápidos después de utilizar ese producto.

Los suplementos deben atender a unos criterios que tienes que saber antes de iniciar su consumo:

- Calidad de la materia prima, laboratorio.

- Que sean sometidos a controles sanitarios.

- Que no contengan sustancias dopantes que puedan perjudicar al consumidor.

- Que no estén infradosificados y contengan lo que dice la etiqueta.

- Huye de los productos patentados que contienen mezcla de varias sustancias, pero no especifican la cantidad de cada una de ellas.

Según los fabricantes, evitan poner la cantidad de cada compuesto haciendo creer al consumidor que esconden bajo llave la formulación secreta y así pretender evitar la copia de dicho producto por otras marcas.

Lo que esconde detrás de esta práctica es la **infradosificación** y, con ello, la ganancia económica.

Como norma general, estos productos no suelen funcionar ya que tienen cantidades muy pequeñas para tener efectos positivos.

Pero realmente se hace difícil que la mayoría de las veces el consumidor pueda comprobar tales efectos, ya que se hace por análisis del producto y esto económicamente es muy costoso para el consumidor, cosa que al final no hará casi nadie.

PROTEÍNA DE SUERO:

La proteína de suero o *whey* es el suplemento por excelencia, donde radica la mayor parte del negocio de la suplementación.

Es un producto de alto valor biológico que nace con la intención de hacerte la nutrición más cómoda.

La proteína de suero no hace magia, simplemente te ayudará a llegar a tu consumo diario de proteínas.

No es obligatorio su consumo, lo importante, como decía, es el cómputo total de proteína diaria. Por lo tanto, puedes llegar a esta ingesta a través de comida real, sin necesidad de gastar dinero en suplementación.

VENTAJAS:

- Puedes transportar la proteína en polvo de manera fácil a cualquier sitio sin necesidad de refrigeración.

- La rapidez de preparación y su ingesta te facilitará tu día a día, puedes estar fuera de casa y en cuestión de un minuto haber ingerido una alta cantidad de proteína, ayudándote a cumplir con tus requerimientos diarios.

  Si dispones de poco tiempo para comer en tu trabajo, la suplementación puede ser una gran aliada.

- Es una forma de aportar proteína de fácil digestión, mejorar la velocidad de absorción, ayudará a tu sistema digestivo a no sobrecargarse.

  Sobre todo, en la etapa de volumen muscular, donde la cantidad de comida ingerida en comparación con la dieta de definición es bastante mayor.

Si te decides a comprar proteína de suero tienes que tener en cuenta varios factores. Para hacer una buena elección, a continuación, te enumero factores a tener en cuenta:

1-Desconfía de las marcas de reciente aparición.

Opta por una marca de reconocido prestigio y con suficiente tiempo en el mercado.

Como norma, estas empresas no se arriesgarán a no cumplir con el etiquetado, ya que se exponen a que un consumidor realice una analítica a sus productos y averigüe el fraude, aunque siempre puede haber alguna excepción. Una marca de prestigio gozará de mayor credibilidad.

El perjuicio que conllevaría a la empresa es demasiado alto, perdiendo la confianza de todos los consumidores, incluso llevándola a la ruina.

Situación que ocurrió con una marca fabricada en España hace dos años.

Un suplemento que afirmaba tener un 90 % de proteína, en el análisis realizado por un consumidor anónimo llegó a demostrar que no llegaba ni al 20 %.

Imagínate lo que pasó después...

¡¡la empresa se arruinó!!

2-Huye de la proteína demasiado económica.

Lo barato sale caro, y una proteína barata te está indicando de por sí, que no es de buena calidad.

¿A caso crees que el dependiente de la tienda o empresario, si la proteína que te ofrece es muy económica, va a ser de buena calidad?

La respuesta es un **"NO" ROTUNDO**.

De esa venta necesita pagar la materia prima, pagar distribuidor, pagar el alquiler del establecimiento, pagar el sueldo del empleado, luz, agua y obtener su propio beneficio económico.

Si te vende dos kilos a treinta euros, cuando el precio estándar de una proteína de la misma cantidad, **de buena calidad**, puede rondar los sesenta euros o más,

¿Qué calidad puede tener la proteína que te está vendiendo?

NINGUNA.

La materia prima de buena calidad tiene un coste económico y, si quiere obtener beneficio, deberá tener un precio elevado de cara al consumidor.

Por otra parte, ¿cuántas personas están dispuestas a pagar más de sesenta euros por un bote de proteína?

La verdad, son una minoría, por lo tanto, si quieren mantener el negocio, están obligados a venderte la proteína barata, sea como sea.

Entonces pasará al plan B:

Intentará persuadirte con que ha realizado una gran inversión en la compra y, como en todos los negocios, a mayor cantidad de producto comprado, menor precio de coste por unidad. Por este motivo afirmará que su precio es tan económico.

Si esto sigue sin funcionar…

Toca pasar al plan C:

Para rematar la faena te enseñará un análisis del producto, demostrando el porcentaje elevado de proteína que contiene para intentar captar tu atención y esto es una verdad a medias, porque puede ser cierto que ese producto tenga un alto porcentaje de proteína pudiendo rondar el 90 %, pero la clave está a continuación…

¿Cuál es la calidad y cantidad de los aminoácidos que contiene?

Si la etiqueta no lleva la cantidad específica de cada aminoácido, **NO LA COMPRES**.

Las marcas juegan con que la industria no les obliga a poner la cantidad de cada aminoácido en el etiquetado.

Con lo cual, te indica que te están incluyendo mayormente aminoácidos de baja calidad y otros compuestos que aumentan el porcentaje de nitrógeno para engañarte y con un coste económico para el empresario mucho menor.

Otra técnica relacionada con el anterior párrafo es **venderte un dos en uno.**

Te incluirá en la venta que la proteína también contiene *creatina monohidrato*, un compuesto nitrogenado de bajo coste económico que subirá el porcentaje de la proteína, evitando así la inclusión de otros aminoácidos más implicados en el crecimiento muscular y de mayor valor económico.

Si por el contrario viene especificada la composición, fíjate en que no sea a base de aminoácidos de **bajo coste económico** como la taurina o como el compuesto nombrado anteriormente, creatina monohidrato.

Asegúrate que lleve **al menos entre 9 y 10 gramos del aminoácido leucina** por cada 100 gramos del producto, etc.

Debe incluir una cantidad suficiente de aminoácidos de cadena ramificada, los famosos BCAAs (Isoleucina, Leucina, Valina), alrededor de **25 gramos por cada 100 gramos del producto. Grandes implicados en la construcción muscular.**

A continuación, dedicaré un espacio para analizar los BCAAs.

AMINOÁCIDOS DE CADENA RAMIFICADA (BCAAs):

Se sabe de la capacidad de los aminoácidos ramificados en aumentar la síntesis de proteína muscular y, de hecho, se llevan utilizando muchos años para maximizar el crecimiento por la comunidad del *fitness*.

La forma de introducirlos ha sido durante el perientreno (antes, durante y después de entrenar).

Pero cada vez van saliendo a la luz más estudios en los que ponen de manifiesto que NO es necesario introducirlos como suplemento cuando tienes tu total diario de proteína cubierto, es decir, que no producen NINGÚN BENEFICIO ADICIONAL.

Incluso cuando se compara en análisis con la proteína de suero, **¿qué produce mayor beneficio?**

La evidencia científica es clara.

—La proteína de suero completa, **<u>produce mayor síntesis de proteína muscular.</u>**

Es decir, que al comparar los BCAAs con la proteína de suero que contenga la misma cantidad de estos aminoácidos ramificados, LA PROTEÍNA DE SUERO gana la batalla.

¿A qué se debe esta diferencia?

A la contribución de los demás aminoácidos esenciales.

Cuando se compara los BCAAs con placebo, aumenta la síntesis de proteína muscular.

Pero cuando se comparan con una proteína completa que contiene todos los aminoácidos esenciales, la respuesta es que la proteína completa maximiza la síntesis de proteína muscular.

—En otro estudio, publicado el **28 de junio de 2019** por **Fuchs CJ, Hermans WJH, Holwerda AM, Smeets JSJ, Senden JM, van Kranenburg J, Gijsen AP, Wodzig WKHW, Schierbeek H, Verdijk LB, van Loon LJC,** se comparó la ingesta de 6 gramos de BCAA, 6 gramos de BCKA y 30 gramos de leche.

La síntesis de proteínas musculares se elevó en todos los casos, durante la fase temprana, en **las dos primeras horas después de la ingesta.**

Sin embargo, **SOLO la proteína de leche mantuvo la síntesis de proteína muscular elevada al cabo de cinco horas.**

Con el consumo de BCAAs, la síntesis de proteínas musculares al cabo de estas cinco horas había vuelto a valores iniciales.

Por lo tanto, si hablamos de crecimiento muscular, otra razón más para ahorrarte el dinero.

Dale preferencia al consumo de PROTEÍNA COMPLETA.

PROTEÍNA y COMPOSICIÓN CORPORAL

¿Cuánta proteína puede usar el cuerpo en una sola comida para el desarrollo muscular?

Aquí pasamos a hablar de las recomendaciones diarias de proteína, donde tiene cabida tanto la comida real, como la suplementación.

Mucho se ha especulado a lo largo de los años sobre el daño que puede ocasionar el alto consumo de proteína, pero cada vez van saliendo más estudios que corroboran que el consumo de proteína en las dietas mejora varias enfermedades.

Las dietas ricas en proteínas parecen contribuir a la prevención de hígado graso no alcohólico, a la diabetes tipo 2 y, gracias a la pérdida de grasa corporal, contribuir a luchar contra la obesidad.

Las dietas ricas en proteínas no parecen tener efectos adversos en estas enfermedades.

Según un estudio de **Shoenfeld y Aragon de febrero de 2018:**

1— La ingesta total de proteína diaria para maximizar el crecimiento muscular se sitúa entre **1,6 y 2,2 gramos** de proteína por kilo de peso corporal al **día**.

Las personas obesas deberían basar esta cantidad ajustándose no a su peso actual, sino al peso objetivo, es decir, al peso que desean conseguir.

2— Basado en esta evidencia actual mínima para hipertrofia de **1,6 gramos/ kg de peso al día**, tendrías que consumir **0,4 gamos/ kg** de peso en cada una de las **cuatro comidas diarias**.

-El uso de una distribución superior de **2,2 gramos / kg de peso al día** tendrías que consumir **0,55 gramos / kg** en cada una de las **cuatro comidas diarias**.

EJEMPLOS:

Peso corporal.	Cantidad total diaria. 0,4–0,55 g	Dosis por comida 0,4–0,55g
80 KG	128-176 g al día	32-44 g (4 comidas)
85 KG	136-187 g al día	34-47 g (4 comidas)
90 KG	144-198 g al día	36-50 g (4 comidas)

Como puedes observar, si tienes un peso corporal de 80 kilos y tu ingesta es a 0,4 gramos por kilo

de peso corporal, te da un resultado de 32 gramos por comida. Si esto lo multiplicas por 4 comidas DIARIAS, el resultado es la franja de en medio, un total de 128 gramos de proteína al día.

EJEMPLO:

80x0,4=32 gramos por comida;

32x4= 128 gramos de proteína al día.

Esto son algunos ejemplos, solo tienes que adaptar tu peso.

-Un consumo de más de 20 gramos de proteína por comida produce una mayor oxidación de aminoácidos, pero el destino de esos aminoácidos adicionales *no solo sería la oxidación, sino que algunos casos se utilizarían con fines de construcción de tejidos.*

-Según un estudio de **Helms de 2014,** las necesidades de proteína para atletas **entrenados en resistencia**, con energía limitada o ***restricción calórica***, son probablemente entre **2,3 y 3,1 gramos por kilo de peso corporal libre de grasa, pudiendo establecerse hacia la parte alta de este rango cuando la ***restricción calórica es severa y el atleta presenta delgadez***.

Como puedes ver, dependiendo de tu estado físico, varios son los rangos de proteína en los que puedes moverte. Si eres un atleta delgado puedes irte a la parte mayor del consumo de proteínas en época de definición.

Establece, en primer lugar, un déficit calórico y, en segundo lugar, un buen aporte de proteínas.

***Te recomiendo para empezar* 2 gramos *por kilo de peso corporal al día*, excepto en personas obesas, que como anteriormente dije, tiene que establecerse sobre el peso que se desea alcanzar.**

RECUERDA

Pero en lo que toda la evidencia científica concuerda, es que el consumo proteico en dietas de pérdida de grasa tiene que ser un porcentaje alto y un eje principal a la hora de confeccionar tu alimentación diaria.

ANTIOXIDANTES:

El uso de antioxidantes alrededor del entrenamiento en el mundo del culturismo y la estética es una práctica habitual.

Altas cantidades de antioxidantes se incluyen para minimizar el estrés oxidativo, ignorando que las especies reactivas de oxígeno (ROS) derivadas del ejercicio físico, tienen efectos positivos, al inducir adaptaciones fisiológicas (**fuerza e hipertrofia).**

Al ingerir estas sustancias estarías interfiriendo, con dichas adaptaciones, al entrenamiento.

Con esta práctica de introducir antioxidantes en forma de suplementación, como puede ser un 1 gramo de vitamina C, **puede tener incluso efecto oxidante.**

En este sentido, recientemente se ha publicado un estudio en mujeres jóvenes que comparaba:

El entreno de fuerza y la suplementación con antioxidantes, 1 gramo de vitamina C, y 400 UI (Unidades Internacionales), de vitamina E al día, con un grupo de control.

El resultado es que, el grupo de mujeres que realizaron este protocolo, en comparación con el grupo de control, disminuyeron significativamente el crecimiento muscular.

Sin embargo, esto no ocurre con los antioxidantes naturalmente presentes en frutas y verduras, que puedes introducirlos sin ningún problema al finalizar el entreno.

Hay supuestos en los que tendría sentido incluir suplementación con antioxidantes:

——En ciertos casos para evitar sobreentrenamiento

En déficit calórico muy alargado en el tiempo y en el que ya tienes un porcentaje de grasa muy bajo, unido a entrenamiento de fuerza, una o dos sesiones al día de ejercicio cardiovascular, puede estar comprometida la recuperación.

En este caso podrías introducir, al final del entrenamiento, durante un período corto de tiempo antioxidantes, hasta que finalice tu etapa de definición.

——Se aproxima una competición

Si has restringido demasiado la variedad de alimentos que puedes experimentar déficits de nutrientes, aumentas el riesgo de enfermedad poniendo en peligro la competición.

Es un riesgo que debes evitar.

Créeme que me ha pasado en varias preparaciones, un mes antes de competir, llegando a producir supresión del sistema inmune, afectando las vías respiratorias.

Inflamación de la laringe, dolor, fiebre, insomnio alguna noche combinado con _apnea del sueño (debido a la inflamación se cierra la vía respiratoria produciendo apnea)_.

Resumiendo: como norma general, no debes introducir este tipo de suplementos.

**Nada tiene más poder que una buena alimentación bien balanceada, con diversidad de nutrientes.**

NAC: N-ACETYL-CISTEINA.

El NAC es un suplemento antioxidante con numerosos beneficios comprobados científicamente.

La acetilcisteina aumenta los niveles del antioxidante más importante del cuerpo, el glutation.

Su principal acción es actuar como mucolítico en el tratamiento de problemas respiratorios relacionados con la bronquitis que causa mucosidad.

-Efecto hepatoprotector, ayuda a desintoxicar los metales pesados del hígado y también del riñón.

UTILIDAD Y DOSIS:

Como todo antioxidante, **evita utilizarlo** alrededor del entrenamiento:

1—Si lo utilizas **antes** del entrenamiento, vas a **evitar** la oxidación de la grasa.

2—Si lo utilizas **después** del entrenamiento, vas a **reducir** las adaptaciones producidas por el entrenamiento.

La dosis como **mucolítico** se sitúa en **600 mg.**

Como **detoxificador hepático** se puede llegar **hasta 3 gramos diarios**, debido a su **baja biodisponibilidad oral**, es ideal para utilizar por personas que utilizan fármacos durante una preparación de culturismo.

BENEFICIOS DEL FRÍO EN LA PÉRDIDA DE GRASA:

¿Sabías que exponerte al frío aumenta la pérdida de grasa y mejora los síntomas de la depresión?

A continuación, te mostraré los beneficios del frío, cómo puede ser un gran aliado para quemar grasa y cómo exponerte para no morir en el intento, ja, ja, ja.

1-Aumenta la adiponectina

Es una citoquina secretada por el tejido adiposo que regula el metabolismo energético, aumenta la oxidación de los ácidos grasos, reduce los triglicéridos en sangre y aumenta la sensibilidad a la insulina.

2- Aumenta la grasa parda marrón

Es un tipo de grasa que se encuentra en la zona del cuello, axilas, en la zona de la espalda entre las dos escápulas.

Su función principal es la de producir calor en respuesta a temperatura fría.

El frío activa el sistema nervioso simpático, elevando la producción de catecolaminas (adrenalina y noradrenalina) aumentando así la quema de calorías.

3-Aumenta el sistema inmune, reduciendo el riesgo de infección.

Habrás visto alguna vez como personas se bañan en aguas heladas en invierno.

5-Produce tiritona, aumenta las contracciones musculares para calentar el cuerpo, aumentando el gasto de calorías.

CÓMO EXPONERTE AL FRÍO

Como cualquier entrenamiento, debes hacer un período de adaptación, exposiciones agudas y cortas en el tiempo te fortalecen.

Por el contrario, dosis alargadas pueden debilitarte.

"Menos es más"

Exposiciones cortas obligarán a tu organismo a crear adaptaciones al nuevo estresor e irás aguantando mejor el frío con el paso de los días, tolerando mejor la exposición, fortaleciendo tu sistema inmune.

De la misma forma que el primer día de tu entrenamiento de musculación no levantarías un peso muy elevado, por el riesgo de lesión, por falta de técnica y adaptación de tu tejido muscular y conectivo, la exposición al frío debe ser igual. En una exposición larga los primeros días corres el riesgo de enfermar en el intento.

Primer paso:

Empezar con duchas de agua caliente y los últimos quince segundos terminar con agua fría.

—Realizar durante tres semanas.

Segundo paso:

Aquí ya estarás capacitado para ducharte con agua fría desde el inicio, tu mente va a tratar de detenerte y mantenerte en la zona de confort **¡¡No lo pienses, actúa!!**

—Realizar durante dos o tres semanas.

Tercer paso:

Una vez estás adaptado a ducharte con agua fría, estarás preparado para enfrentarte a la climatología y exponerte a aguas heladas.

Realiza inmersiones en el mar o un río. Mantente en agua helada durante dos o tres minutos, ya que el riesgo de hipotermia es real.

Notarás como poco a poco tu porcentaje de grasa corporal ha mejorado.

Tu sistema inmune estará elevado, ¿cómo notarás esto? en tu día a día podrás observar cómo puedes prescindir de menos prendas de abrigo. Y, sobre todo, será más difícil resfriarte en invierno.

Si no tienes cerca de donde vives el mar o un río, puedes hacer una exposición simplemente saliendo a la calle cinco minutos con ropa de manga corta en invierno o directamente sin camiseta y en pantalones cortos, **¡¡¡los vecinos creerán que has perdido la cabeza!!!**

Nota: durante las exposiciones recuerda que **no es una competición, es decir, no tienes que pasarlo mal y aguantar como si de un récord se tratase, deja que tu sistema inmune actúe ante el estresor y vuelve a la normalidad.

Ejemplo: como ejemplo quiero comentarte mi experiencia al realizar este tipo de entrenamiento.

Al acabar todo el período conseguí estar en agua helada en pleno invierno, a temperatura de 2°C durante diez minutos a las ocho de la mañana, duchas diarias de agua fría, paseos matutinos a primera hora de la mañana, recién salido de la cama, de treinta minutos en pleno invierno sin necesidad de usar camiseta si quiera.

Mi porcentaje de grasa corporal era algo menor y no sufrí ningún resfriado en todo el tiempo.

Al final se trata de que experimentes con tu propio cuerpo y salgas de la comodidad diaria en la que vivimos que nos hace cada día más débiles, llevándonos a la enfermedad.

HIIT (HIGH INTENSITY INTERVAL TRAINING)

Si el entrenamiento de fuerza es la base para una buena recomposición corporal, el entrenamiento aeróbico es su aliado perfecto. Juntos hacen una pareja inseparable si quieres llevar tu porcentaje de grasa y tu salud a un nivel superior.

En este sentido, el HIIT (entrenamiento aeróbico a intervalos de alta intensidad), en los últimos años, ha cobrado especial relevancia, **aumenta la quema de calorías en menos tiempo.**

El HIIT es un modelo de entrenamiento aeróbico de alta intensidad que consiste en combinar periodos cortos de alta intensidad con periodos de baja intensidad, dentro del mismo entrenamiento.

Desde que apareció, está en constante estudio por los investigadores a fin de establecer las mejores pautas para llevarlo a la práctica. Sus beneficios están más que probados.

BENEFICIOS DEL HIIT:

El entrenamiento HIIT, en comparación con MOD (entrenamiento de moderada intensidad):

—Promueve mayores aumentos en VO2max, ventricular y la función endotelial.

—Se produce una mejora igual o mayor de la sensibilidad a la insulina y la presión arterial.

—Disminuye la sensación de esfuerzo percibido.

—Produce similares o superiores niveles de disfrute.

A lo largo de tu vida te han dicho qué ejercicios hacer, basándose en qué ejercicios producen mayores resultados y esto está muy bien, pero se les olvidó lo más importante, que DISFRUTES.

¿Te han preguntado alguna vez si lo que estás haciendo te divierte?

—Hacer algo que no te gusta nada, por muy bueno que sea, más pronto que tarde, acabará llevándote a renunciar.

—La monotonía es uno de los factores que llevan a los practicantes al abandono, realizar el entrenamiento continuo de larga duración, como son las sesiones interminables en la cinta de correr o en la bicicleta estática de tu gimnasio son el caldo de cultivo perfecto para el aburrimiento.

Disfrutar de lo que haces, te ayudará a mejorar la **ADHERENCIA, facilitando la repetición en el tiempo,** siendo la clave de todo tipo de entrenamiento.

En este caso, el HIIT es de menor duración, dinámico y más divertido que MOD (moderada intensidad).

—El entrenamiento a intervalos puede provocar una mayor pérdida de peso, incluso si el gasto de energía obtenido durante el entrenamiento a intervalos (HIIT) es menor o igual que durante el entrenamiento MOD.

Este FENÓMENO se conoce como **efecto EPOC (Consumo de oxigeno Post Ejercicio)**. Esto puede deberse a un mayor gasto de energía en reposo y a la utilización de grasas inmediatamente después del ejercicio de entrenamiento a intervalos.

Pero a día de hoy se sigue comparando con el ejercicio de moderada intensidad y determinar cuál es más efectivo para utilizar como entrenamiento en la pérdida de grasa, no es tarea fácil.

¿El HIIT es la bala mágica para la pérdida de grasa?

Recientemente se ha publicado en *British Journal of Sports Medicine* una <u>revisión sistemática y meta-análisis</u> de mayo de 2019, por **Viana RB, Naves JPA, Coswig VS, et al.**

En el estudio comparan el entrenamiento continuo de intensidad moderada (MOD) con el entrenamiento de intervalos de alta intensidad (HIIT) en la pérdida de grasa.

Ambos protocolos fueron positivos en la pérdida de grasa, pero hubo una diferencia significativa entre los grupos en cuanto a la reducción de la masa grasa total (kg).

Los análisis de subgrupos que comparan el entrenamiento de intervalo de sprint (SIT), con los protocolos de moderada intensidad (MOD), **FAVORECEN a SIT <u>para la pérdida de grasa absoluta total</u>.**

El entrenamiento supervisado andar/correr/trotar, la calidad del estudio y la duración de la intervención (doce semanas), influyen favorablemente en las disminuciones en la masa grasa total observada en los programas de entrenamiento a intervalos.

RESUMEN:

El entrenamiento a intervalos de Sprint (SIT) y el entrenamiento de moderada intensidad (MOD) reducen el porcentaje de grasa total, pero el entrenamiento de Intervalos proporcionó 28,5 % mayores reducciones en la masa total de grasa absoluta que el entrenamiento de moderada intensidad.

Conociendo ambos protocolos y sus beneficios, tanto a media como a alta intensidad, ¿cuál utilizar?

La respuesta no debe ser generalizada, habría que tener en cuenta las condiciones del sujeto, es decir, si eres novato, intermedio o avanzado; si tienes sobrepeso u obesidad; si por contra tienes un porcentaje de grasa bajo y quieres rematar la faena; si eres un deportista de alto rendimiento; etc.

Sea como fuere, **como norma general** y partiendo de la base que no presentas ningún problema de salud, **se deben combinar las diferentes intensidades en una programación física**.

—Empieza por realizar ejercicio de media intensidad sobre el 60 % VO2max, entre 120 y 140 pulsaciones.

—Combínalo con sesiones de HIIT semanal.

Hay numerosos protocolos de HIIT, desde el entrenamiento tipo SIT (intervalos de sprint), TABATA de cuatro minutos, etc.

****Hay una excepción:**

El HIIT de impacto como puede ser correr, no es lo más óptimo al inicio del programa si tienes sobrepeso u obesidad, debido al problema que podría tener este tipo de entrenamiento en articulaciones y tendones derivados del sobrepeso, aumentando con ello el riesgo de lesión.

Si es tu caso y decides incluir alguna sesión semanal empieza por realizarlo en bicicleta estática.

A medida que descienda tu peso, se reducirá el riesgo de lesión, pudiendo incorporar con mayor asiduidad el entrenamiento de alta intensidad a intervalos.

Si eres una persona que dispone de poco tiempo para entrenar, el HIIT es tu elección.

La ciencia corrobora que tendrás mejores resultados en un período de tiempo menor, que utilizando el ejercicio de moderada intensidad.

EJEMPLOS:

Antes de realizar cualquier entrenamiento, no solo de alta intensidad, debes realizar un calentamiento para minimizar el riesgo de lesión.

<u>***ENTRENAMIENTO SIT (Entrenamiento interválico de sprint)***</u>

Si además de la quema de grasa, deseas aumentar la resistencia aeróbica, esta variante es para los más exigentes.

Según un estudio reciente de 10 de agosto de 2018 **(Yamagishi T y Babrai J)**;

Demuestra que la *recuperación activa*, sosteniendo una *intensidad del 40 % de VO2max **(trotando)**,* en comparación con una recuperación pasiva, como puede ser **_caminando_,** se *asocia a adaptaciones más favorables desde un punto de vista fisiológico.*

Dos o tres sesiones de SIT semanales:

Cada sesión de entrenamiento, 4 o 6 series de 30 segundos de sprint, seguidos de 4 minutos de recuperación activa a intensidad del 40 % VO2max, entre series.

Este tipo de recuperación sugiere una mayor demanda cardiorrespiratoria que la recuperación pasiva.

Realizar una recuperación pasiva (caminando) en el entrenamiento de este tipo, resta eficacia al propio sistema de entrenamiento HIIT.

<u>Adecuado para deportistas de RESISTENCIA AERÓBICA altamente entrenados.</u>

OTRAS VARIANTES ENFOCADAS A LA QUEMA DE GRASA:

EJEMPLO 1:

1/ Calentamiento 5 a 10 minutos a media intensidad.

2/ 10 segundos sprint + 50 segundos de recuperación pasiva (caminando).

3/ Realizar 5 rondas. Total 5 minutos.

-Este ejemplo es el tipo de entrenamiento de velocistas.

-Realizar series de 100 metros a máxima intensidad en una pista de atletismo.

EJEMPLO 2:

-Calentamiento 5 a 10 minutos a media intensidad.

-30 segundos de alta intensidad, seguidos de 90 segundos de recuperación pasiva.

-Realizar 5 rondas. Total 10 minutos.

<u>EJEMPLO 3: TABATA</u>

El método tabata consiste en realizar:

-8 series de 20 segundos cada una, con el mayor número de repeticiones posibles, bien ejecutadas, seguido de 10 segundos de recuperación pasiva entre ellas.

-Total 4 minutos.

En total son 4 minutos de durísima intensidad, sí, has leído bien.

¿quién no tiene 4 minutos hoy en día para ejercitarse?, ¿cuál es tu excusa?

Esto son algunos ejemplos, podrías realizar múltiples combinaciones.

Si ya has alcanzado un porcentaje de grasa bajo y quieres apurar más, pasa la página que te propongo un protocolo que no te dejará indiferente, ¿estás preparado?

PROTOCOLO GRASA REBELDE

En la búsqueda de un porcentaje de grasa corporal bajo, inferior al 10 %, con la intención de verte el *six-pack*, influyen numerosos factores.

Primero de todo, tener desarrollados unos buenos abdominales, de lo contrario, cuando quites la grasa no conseguirás ver nada.

Toda la vida has creído que para desarrollar un buen abdomen es necesario realizar miles de repeticiones a la semana.

Esto no se consigue solo con ejercicios de aislamiento, como puede ser el *crunch* abdominal que, al parecer, la última evidencia no lo considera adecuado, no es lo mejor para nuestra zona lumbar.

La mejor forma de crearlos es con ejercicios compuestos. **Sentadillas y peso muerto, en combinación con el cinturón lumbar,** que te ayudará a maximizar la activación del *core*, tanto abdomen, como zona lumbar.

Añade ejercicios accesorios, te propongo realizar plancha abdominal dos veces por semana. Recuerda que el abdomen es un músculo igual que otro, cumple las mismas leyes de recuperación, no tiene sentido entrenarlo a diario.

**Nota: Los ejercicios de plancha abdominal los realizarás al inicio del entrenamiento de pierna y de espalda, a modo de calentamiento y activación del *core* para preparar la zona y minimizar el riesgo de lesión.

Una vez desarrollados pasa al segundo plan, para que se vean tienes que lucir un porcentaje graso bajo.

A medida que vas perdiendo grasa corporal, tu cuerpo pone en marcha una serie de mecanismos tanto metabólicos como hormonales, antes descritos, siendo cada vez más difícil alcanzar el objetivo deseado.

A continuación, te presento una herramienta tremendamente efectiva a la vez que exigente.

Como te enseñé anteriormente, la evidencia científica avala la superioridad de este entrenamiento para quemar más grasa y, sobre todo, en menos tiempo en comparación con el ejercicio de moderada intensidad.

Si conseguimos juntar las dos intensidades en el mismo entrenamiento, el éxito está asegurado.

THE STUBBORN FAT SOLUTION (LYLE MCDONALD)

A medida que avanzas en el proceso de definición, cada vez se vuelve más costoso llegar al final, acumulación de cansancio, adaptaciones hormonales y metabólicas, hambre, a veces insomnio. Te he propuesto, a lo largo de este libro, diferentes estrategias para seguir avanzando y que saltes con éxito esos obstáculos hasta que por fin comienzas a vislumbrar la meta y tienes que realizar el sprint final. Ahí es donde te encuentras cara a cara con el peor enemigo del juego, la llamada **Grasa Rebelde.**

La grasa rebelde es aquella que cuesta más eliminar, aunque tengas un porcentaje de grasa bajo, aún hay sitios donde se hace visible.

En hombres suele ser la parte del lumbar (espalda baja) y los abdominales inferiores, en cambio, en las mujeres suele ser en los femorales y glúteo.

¿Por qué cuesta tanto eliminar la grasa final que parece imposible?

Varios factores dificultan la pérdida de la grasa rebelde:

—Un nivel bajo de receptores beta y nivel alto de receptores alfa en la zona.

Por si no sabes qué son, de una forma resumida, los importantes en la quema de grasa son los receptores alfa-2 y los receptores beta-2.

Estos receptores se encuentran en la superficie de la célula grasa a los que se unen las catecolaminas (adrenalina y noradrenalina).

Los receptores beta-2 son los buenos de la película.

Cuando las adrenalina y noradrenalina se unen a estos receptores **aumenta los niveles de AMP** (Adenosin monofosfato cíclico), **incrementando la actividad de la HSL** (lipasa sensible a hormona), **aumentando la movilización de la grasa.**

En cambio, los receptores alfa-2 son como el villano a bloquear. Cuando la adrenalina y noradrenalina se unen a ellos **disminuyen los niveles de AMP, se inhibe la movilización de la grasa.**

—Bajo de riego sanguíneo. Estas zonas suelen tener mala circulación sanguínea y, por esto, las catecolaminas (adrenalina y noradrenalina) no pueden llegar en tanta abundancia dificultando la movilización de la grasa.

—Sensibilidad a la insulina. Como ya sabrás, la insulina es una hormona de almacenamiento, y en cuanto esta se eleva, se detiene la quema de grasa, ya que la insulina produce bloqueo del adipocito.

—Al ser la última grasa en eliminarse, nuestras hormonas ya no están al 100 % debido al tiempo que llevamos en déficit calórico, aunque esto puede paliarse con *Diet Break* (Recargas semanales).

—Estas zonas tienen un gran número de células grasas y estas suelen ser pequeñas, dificultando así su vaciado.

Protocolo para la grasa rebelde 2.0

1. Calentamiento de 5-10min, entrada en calor, preparando articulaciones para evitar la lesión.

2. 5-10 minutos de HIIT, el cual consistirá en series de 10-15 segundos de sprint, seguidas de 45-50seg de recuperación a ritmo suave. Según la evidencia, tiene más beneficios hacer una recuperación activa (andar o trotar suave), que pararse totalmente.

Te recomiendo que lo hagas en la calle, en pista de atletismo o si es en interior de una sala, la mejor opción es la bici estática.

Ya que el cambio de intensidad es lo que prima y, si lo hacemos en la cinta de correr, el motor de esta tardará mucho en acelerar al máximo y, probablemente, no sea tu máximo.

Con estos cambios de intensidad lo que consigues es aumentar el riego sanguíneo a la zona y, por tanto, aumentar la cantidad de adrenalina y noradrenalina que llegará para romper el adipocito y que pueda liberarse el triglicérido a la sangre.

3. Descansaremos durante 5min.

Durante el descanso puedes aprovechar para realizar algún estiramiento. Este descanso es el tiempo necesario para que los triglicéridos, una vez roto el adipocito, pasen a la circulación, al torrente sanguíneo.

4. 20-40min de ejercicio aeróbico de baja intensidad a 130/140 pulsaciones por minuto.

Una vez en el torrente sanguíneo, los triglicéridos, serán utilizados como sustrato energético, oxidándose en el interior de la célula muscular, en la mitocondria.

5. 5-10 minutos de HIIT.

En este caso, los intervalos tendrán una mayor duración.

Establece un intervalo de 30 segundos de máxima intensidad, seguido de 30 segundos de recuperación.

Según la evidencia, con estos intervalos más largos aumenta lo que se conoce como efecto EPOC (Consumo de oxígeno post ejercicio).

Este efecto se mantiene hasta las 48 horas después de haber finalizado el entrenamiento y, durante ese período, el cuerpo consume calorías para volver al organismo a su estado basal.

Según la evidencia, no son muchas calorías, entre 50 y 100, pero al final todo suma.

6. 3-5min de vuelta a la calma.

Respecto a cuántas veces hacerlo, recomiendo hacerlo dos veces por semana, como mucho. En caso de quererlo hacer 3 veces de semana, reduciría el entrenamiento de piernas para evitar el sobreentrenamiento.

No es recomendable hacerlo más de tres veces por semana, pero, como siempre, depende del contexto del sujeto, podría variar esta recomendación.

CARDIO EN AYUNAS, ¿SÍ O NO?

El ejercicio cardiovascular a diferentes intensidades cobra gran importancia en cualquier programa de entrenamiento para mejorar la composición corporal, vamos a analizar una de las dudas más recurrentes por todos los practicantes.

¿Cómo maximizar la pérdida de grasa en el mismo período de tiempo con entrenamiento de **moderada intensidad (MOD)?**

¿Cuándo introducirlo?

¿Hay alguna ventaja en hacerlo en ayunas con respeto a cualquier otra hora del día?

Analicemos el factor hormonal:

-Sobre las 7 o las 8 de la mañana tenemos un pico de testosterona y un pico de cortisol que es nuestro despertador natural, que nos invita a salir de la cama y movernos.

-Derivado del ayuno nocturno, vas a tener una mayor flexibilidad metabólica, es decir, el cuerpo va a estar predispuesto a utilizar la grasa como sustrato energético debido a los niveles bajos de glucosa.

-Mayor concentración de catecolaminas, adrenalina y noradrenalina, ambas hormonas implicadas en la quema de grasa, como viste anteriormente.

-Analizando los ritmos circadianos, estamos más adaptados a movernos de día. Nuestros antepasados, cuando despuntaba el día, se desplazaban para buscar alimento y cazar, y hasta que lo conseguían, podían pasar unas horas en ayunas, en las cuales oxidaban grasa.

Largas caminatas, a veces corrían (cambios de intensidad), incluso realizaban su entrenamiento de fuerza, subiendo a árboles, luchando contra el animal que querían cazar. Por lo tanto, no es nada nuevo lo que hoy hacemos en nuestro día a día.

Ya realizaban lo que se conoce hoy en día como el **"Cardio en ayunas"**.

-Las beta endorfinas que produce el entrenamiento nos van a producir beneficios a nivel cognitivo, llevando oxígeno a todos los tejidos, empezando el día con más motivación y alegría, aumentando las ganas de afrontar nuestros objetivos.

-Puede aumentar el cortisol y derivar en aumentar el catabolismo.

-Aunque hay estudios que indiquen que la quema de grasa es algo mayor en ayunas por la disposición metabólica y hormonal antes descrita, **lo fundamental** es que realizar el ejercicio en esa disposición **no se va a traducir en una mayor quema de calorías diaria,** es **decir,** *que al final del día no vas a perder más grasa.*

En este sentido hay un estudio de **noviembre de 2018**, *Journal of the International Society of Sports Nutrition.*

En el estudio se comparó a varios grupos:

1—Entrenamiento en ayunas.

2—Ingesta de 25 gramos de aislado de proteínas.

3—Ingesta de 25 gramos de proteína de caseína.

4—Ingesta de 25 gramos de maltodextrina.

Momento de la ingesta, 30 minutos antes de realizar el ejercicio.

Concluyeron que el grupo que consumió 25 gramos de proteínas de caseína, 30 minutos antes del ejercicio, en comparación con el grupo que ingirió aislado de proteína, tuvieron dos picos durante el entrenamiento de 30 minutos en los que **oxidaban significativamente mayor cantidad de grasa:**

-Del minuto 10 al minuto 15

-Del minuto 25 al minuto 30

-Pero no solo eso, sino que ***el gasto de energía después del ejercicio aumentaba más en el grupo de consumo de proteínas,*** en comparación con el grupo de consumo de **maltodextrina y TENDIÓ A SER MAYOR QUE EL GRUPO DE AYUNO.**

La oxidación de las grasas después del ejercicio mejoró después de la ingestión de proteínas.

El gasto de energía y la oxidación de las grasas se pueden modular después del consumo de proteínas de CASEÍNA antes del ejercicio cardiovascular de intensidad moderada y que el **ayuno no condujo a una mayor oxidación de las grasas durante o después del ejercicio.**

RESUMEN FINAL:

No hay diferencias significativas de realizar el cardio en ayunas a realizarlo a cualquier otra hora del día.

Lo importante es realizarlo cuando menos te cueste y te produzca mayor adherencia.

TIPOS DE AYUNO

AYUNO INTERMITENTE

Querido lector, si has llegado hasta aquí, ya sabes que una de las claves para perder grasa es encontrarte en déficit calórico. Anteriormente hemos establecido un déficit lineal, es decir, el mismo déficit para cada día, pero esto se puede volver algo monótono y una de las herramientas que te propongo a continuación es el ayuno intermitente o *intermitent fasting*.

Esta herramienta nos permite reducir la venta de alimentación habitual y, con ello, generar una serie de beneficios que no solo afectarán a la composición corporal, sino a mejorar tu salud.

Pero esto no es nada nuevo y las variaciones que te propongo a continuación, al igual que vimos anteriormente con el entrenamiento en ayunas, tienen un sentido biológico, su origen viene de nuestros antepasados.

El problema se plantea cuando ignoramos lo que demandan nuestros genes.

Evolucionamos en ese sentido, pero la vida moderna nos lleva a desobedecer la biología en muchas ocasiones y, por tanto, empeoramos nuestra salud.

Ellos no comían seis o siete veces al día, incluso había días que no tenían alimento para llevarse a la boca.

Alternaban grandes periodos de escasez con grandes ingestas de comida porque no sabían cuándo iban a volver a disponer de alimento.

Había días que comían muy poco, si no cazaban se alimentaban de algunas plantas o no comían. Tampoco terminaban el día a las tantas de la noche comiendo, ni empezaban el día con un vaso de leche con galletas, y ¿cuál era el resultado?

La incidencia de enfermedades era menor.

A pesar de haber avanzado la ciencia y vivir en un mundo moderno lleno de posibilidades, elegimos mal, comemos más y de peor calidad, nos movemos menos, hemos cambiado la fruta y las caminatas por el sillón y los donuts. Tenemos el combo perfecto para acortar nuestra esperanza de vida.

Nos hemos vuelto más cómodos y, con ello, más débiles, y la suma de todo lo anterior nos ha llevado a un aumento del número de enfermedades: inflamación crónica, enfermedad coronaria, cáncer, diabetes, obesidad, etc.

Observa a un animal, cómo actúa cuando está enfermo. Se va a un rincón y no come, su biología le está indicando que es hora de activar el sistema inmune para luchar contra el invasor, es hora de poner en marcha el proceso de reciclaje celular.

Sin embargo, los humanos no dejamos que se produzcan estos procesos de limpieza, constantemente estamos introduciendo comida, aumentando el número de probabilidades de contraer la enfermedad.

Incluir un protocolo de "ayuno intermitente" te ayudará a mejorar la salud, a la par que eliminas grasa corporal.

Hay muchas preguntas y dudas al respecto:

—¿Cómo plantearlo?,¿qué beneficios tiene?, ¿es mejor que un déficit lineal?, ¿cuál es la duración?, ¿qué puedo tomar durante el ayuno?, ¿funciona para todas las personas?

Sin más dilación, vamos a dar respuesta y analizar punto por punto en base a la evidencia científica actual.

Aunque hay varios enfoques, empecemos por el más básico y utilizado que es el 16/8. Consta de 16 horas de ayuno y comprimir la ventana de alimentación a 8 horas.

Un poco de historia…

El ayuno más prolongado conocido fue realizado por el escocés Angus Barbieri durante 382 días, estuvo sin comer nada, terminando el 11 de julio de 1966.

Angus Barbieri pesaba 207 kg y deseaba llegar a los 80 kg al principio, de acuerdo con registros médicos del Departamento de Medicina de la Universidad de la Royal Infirmary de Dundee, en Escocia.

Los médicos lo colocaron en un ayuno breve, pensando que unos días sin comer le ayudarían a perder algo de peso, aunque no esperaban que lo pudiera mantener.

Como se encontraba bien, decidió alargarlo, ingiriendo solo líquidos no calóricos, **vitaminas y sales minerales**, hasta el día en que quisiera.

En 11/ 06/ 1966, después de 382 días de ayuno calórico absoluto, perdió 124, 2 kg, terminando cerca de los 83kg.

Aunque son casos aislados, no intentes hacer este tipo de ayunos.

Incluso para ayunos de más de 24 horas, consulta un profesional médico.

BENEFICIOS:

Activa la Autofagia

En 2016, Yoshinori Ohsumi recibió el premio Nobel de Medicina al ahondar en los mecanismos de la autofagia.

Autofagia significa comerse a uno mismo, es un proceso biológico de regeneración celular en el que el organismo depura los desechos celulares.

Aumenta el sistema inmune

Ayuda a eliminar tóxicos del organismo: en tratamientos contra el cáncer como la quimioterapia y radioterapia, ayunar antes de someterse a ellos parece disminuir los efectos negativos de estos después del tratamiento.

Según algunos estudios como el publicado el 24 de mayo de 2017 en la revista BMC MED, la restricción calórica y el ayuno intermitente **provocan diferentes respuestas** en células normales y células cancerosas y reducen ciertos efectos secundarios de la terapia citotóxica, mejorando el tratamiento con quimioterapia y radioterapia. Estudios posteriores indicarán en qué tipo de cánceres y en qué fases utilizar.

Aún queda mucha investigación por realizar y ver si son aplicables los protocolos en el futuro, pero puede ser una herramienta efectiva en combinación con los tratamientos convencionales para combatir esta enfermedad.

Biogenesis Mitocondrial

La mitocondria es un orgánulo del interior celular, es la "fábrica" donde se oxida la grasa. Al aumentar la cantidad de mitocondria, mayor oxidación de grasa, menos índice de obesidad.

Disminución de los niveles de insulina

Durante el período de ayuno se produce una disminución de los niveles de insulina, la insulina es la hormona más anabólica del cuerpo humano, tanto para el aumento de masa muscular, como para el aumento del tejido graso y, por tanto, al disminuir los niveles de insulina, te ayudará a bajar de peso.

Pérdida de grasa

CÓMO PLANTEARLO:

En la versión propuesta, 16/ 8, tienes dos opciones:

1—Adelantar la cena antes de lo habitual y atrasar la hora del desayuno del día siguiente.

Ejemplo: cena a las veinte horas y desayuna al día siguiente a las doce horas (16 horas de ayuno).

Evolutivamente, esta sería la manera correcta de hacerlo, ya que somos más diurnos y estamos mejor adaptados a procesar la mayor parte de comida durante el día, por lo tanto, adelantar la cena es una ventaja, ya que permitirá que te vayas a la cama habiendo hecho la digestión.

2—Cenar más tarde y eliminar el desayuno, haciendo coincidir tu primera comida a medio día.

Ejemplo: Cena a las veintidós horas y come al día siguiente a las catorce horas (16 horas de ayuno).

A priori, esta opción no iría en concordancia con nuestra evolución, al estar mejor adaptados a metabolizar más cantidad de alimentos durante el día.

La ingesta de proteína, previa a la cama, en dosis que oscilan 30-40 gramos, ha demostrado consistentemente beneficios para estimular la síntesis de proteínas musculares durante el sueño nocturno. Este fenómeno se amplifica en presencia de entrenamiento de resistencia.

En el mundo en que vivimos y debido al trabajo de la mayoría de las personas, se les hace difícil adelantar la cena por cuestión de horarios de trabajo.

Tiene otra ventaja y es que puedes estar toda la mañana fuera de casa realizando tu trabajo diario, sin necesidad de comer, y esto genera eliminar estrés, al no tener que cargar con comida a todos lados.

La causa principal por la que el ayuno puede ayudarte a eliminar grasa es que, al **reducir la ventana de alimentación, ingerirás menos comida.**

Otro beneficio es la disminución del nivel de estrés, aportando esa sensación de liberación que te produce poder estar sin comer unas horas sin ningún tipo de preocupación.

Simplemente elige la que más se adapte a tu vida diaria.

ADAPTACIÓN

Todo tiene un proceso de adaptación y, al igual que si llevas sin hacer deporte mucho tiempo no te vas a lanzar a hacer una maratón el primer día, con el ayuno ocurre lo mismo. Por lo tanto, te recomiendo que empieces gradualmente, simplemente adelantando la cena, o atrasando el desayuno y a raíz de ahí probar a quitar uno de los dos, poco a poco.

Si no consigues realizar las 16 horas no te preocupes, ya que no es un proceso binario, que si no llegas a las 16 horas no tiene efecto, no es como enchufar un interruptor, pero la mayoría de estos beneficios se experimentan a partir de las 16 horas.

Poco a poco te irás adaptando y aumentando esta ventana de ayuno.

Los beneficios se empiezan a observar a partir de las 12 horas, incluso algún día si te sientes cómodo puedes alargarlo más de 16 horas, llegando a las 24 sin problema alguno.

A partir de las 24 horas, si quieres alargar el período de ayuno, ya hay que tener en cuenta otras consideraciones que verás más adelante.

QUE TOMAR DURANTE EL AYUNO:

Esta es una de las preguntas frecuentes, si se puede comer o no, qué cantidad tomar para obtener todos los beneficios y a la vez sea los más fácil posible de cumplimentar, sin que parezca una tortura.

Es difícil establecer qué cantidad de calorías nos permiten mantener los beneficios del ayuno.

Hasta ahora, según la evidencia, se puede tomar:

—café, té (la cafeína potencia la autofagia).

—infusiones.

—caldo de huesos.

Se trata de no introducir calorías o introducir las mínimas para que no interfiera con el proceso de autofagia y así engañar al cuerpo, dando la sensación de que estás comiendo, haciendo más llevadero el proceso.

Hay otra pregunta en este apartado,

¿se pueden utilizar endulzantes con las bebidas?

—Los azúcares están prohibidos, ya que te produciría una elevación de la glucosa y, con ello, la elevación de **insulina que inhibe la autofagia.**

—Los aminoácidos sobre todo **"leucina" también tiene la capacidad de elevar la insulina.**

—En cuanto a los endulzases no calóricos, sí puedes usarlos.

Hay estudios en que afirman que pueden dañar la microbiota intestinal, pero actualmente no parece tan clara tal conclusión, ya que los estudios son contradictorios.

En otro estudio reciente en el que comparaban el efecto de cuatro edulcorantes en la composición corporal, la **sacarina** producía un ***ligero aumento de peso,*** mientras que la ***sucralosa ayuda a reducirlo***.

Te recomiendo que poco a poco los vayas reduciendo y recuperando el sabor original de los alimentos.

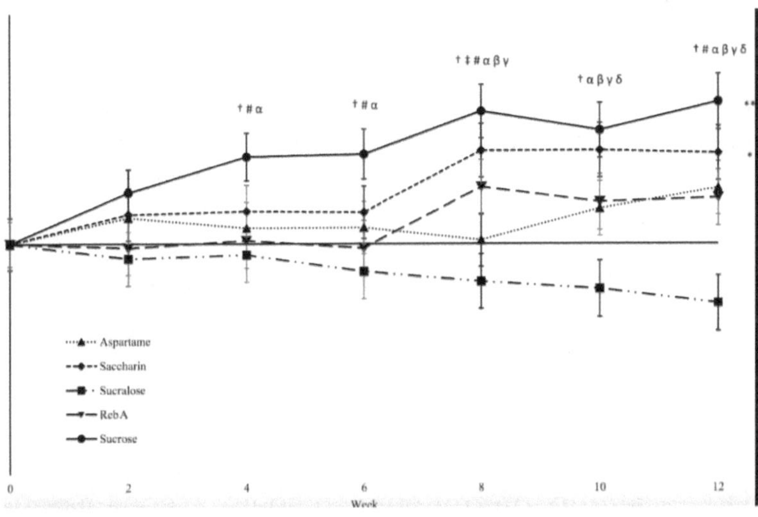

Un ensayo controlado aleatorio que contrasta los efectos de 4 edulcorantes bajos en calorías y sacarosa sobre el peso corporal en adultos con sobrepeso u obesidad.

(Kelly A Higgins, Richard D Mattes).

DRY FAST **o ayuno seco**: es una variedad de ayuno en el que no se ingieren ni comida ni líquidos, incluso ni agua. Aunque este es el que mayormente activa la autofagia, es el más difícil de seguir, ya que se te puede hacer cuesta arriba aguantar 16 horas sin ni siquiera ingerir agua. Por lo tanto, el ratio esfuerzo/beneficio, a mi modo de entender, no compensa, ya que ingerir agua o incluso café o infusiones o caldos con pocas calorías obtendrás la mayoría de los beneficios y te será mucho más fácil de cumplimentar y, por lo tanto, de crear adherencia.

¿EL ARMA DEFINITIVA PARA LA PÉRDIDA DE GRASA?

El reducir la ventana de alimentación te ayuda a comer menos y aunque realices menos comidas, pero más copiosas, según los estudios, no se compensan las calorías y, por tanto, te ayuda a crear un déficit calórico.

Se ha postulado durante mucho tiempo por algunos "gurús" como el "Milagro definitivo" para la pérdida de grasa, nada más lejos de la realidad.

A pesar de ser una herramienta beneficiosa para la salud, recientemente se ha publicado que la efectividad del **ayuno intermitente** comparado con un **déficit lineal en cuanto a la mejora de la composición corporal,** y el resultado es que *"PROVOCA LA MISMA PÉRDIDA DE GRASA."*

Estudio de 24 de diciembre de 2018

(Cioffi I, Evangelista A, Ponzo V, Ciccone G, Soldati L, Santarpia L, Contaldo F, Pasanisi F, Ghigo E, Bo S).

Restricción de energía intermitente versus continua en la pérdida de peso y los resultados cardiometabólicos: una revisión sistemática y un metanálisis de ensayos controlados aleatorios.

Esta revisión sistemática y metaanálisis resumieron la evidencia más reciente sobre la eficacia de la restricción de energía intermitente (IER), versus la restricción de energía continua en la pérdida de peso, la composición corporal, la presión arterial y otros factores de riesgo cardiometabólico.

CONCLUSIONES: tanto la *restricción energética intermitente*, como la continua, lograron un *efecto comparable* al promover la pérdida de peso y las mejoras metabólicas. Se necesitan ensayos a largo plazo para sacar conclusiones definitivas.

¿FUNCIONA PARA TODOS IGUAL?

La mayoría de las personas no tienen problema en ponerlo en práctica, tanto hombres como mujeres.

Excepciones:

—Personas que han tenido mala relación con la comida en cuyo caso no sería recomendable (anorexia, bulimia).

—Tampoco es recomendable en personas delgadas, niños en edad de crecimiento, aunque no hay estudios que digan que sea contraproducente, y embarazadas.

Recuerda, hacer ayuno no implica estar en Déficit Calórico.

—Personas con enfermedades como hipotiroidismo no es recomendable, ya que su organismo, al detectar la falta de energía, puede entrar en modo alarma, ralentizándose aún más el metabolismo.

RELACIÓN DE AYUNO Y ENTRENAMIENTO

Una duda es saber si el ayuno te va a producir pérdida de rendimiento, masa muscular y, bien planteado, no tiene por qué.

Según los últimos estudios, ayunos cortos de 16, 24 horas no producen pérdida de masa muscular.

Se ha comprobado en estudios que también funciona para crecimiento muscular, siempre que estés en superávit calórico, aunque no es lo óptimo, ya que, al reducir la ventana de alimentación, las comidas se vuelven más copiosas.

Realizando entrenamientos en ayunas tendrás varios beneficios:

—Cada vez es más frecuente ver a deportistas utilizar la técnica ***"Train low, compite high"***.

Ya sabes que el carbohidrato es necesario para aumentar el rendimiento, en esfuerzos de alta intensidad predomina su uso sobre la grasa.

Esta estrategia se refiere a **entrenar algunos días** en **ayunas** con bajos niveles de glucógeno y, de cara a una competición, ir con los depósitos de glucógeno llenos y así aprovechar las adaptaciones que se producen en ambas situaciones para obtener el máximo resultado.

ENTRENAR CON BAJOS NIVELES DE GLUCÓGENO:

1-Al tener bajos niveles de glucógeno, favoreces la utilización de la grasa como sustrato energético, pudiendo mejorar la eliminación del tejido graso durante el entrenamiento.

2-Aumenta la cantidad de receptores musculares de glucosa con el consiguiente aumento de los depósitos de glucógeno.

COMPETIR CON DEPÓSITOS DE GLUCÓGENO LLENOS:

1-La flexibilidad metabólica:

Es la capacidad de tu cuerpo a recurrir con facilidad a las grasas como fuente energética, utilizando mayor cantidad durante la competición, produciendo así un ahorro de las reservas de glucógeno.

Este ahorro de glucógeno aumentará tu rendimiento, pudiendo alargar la intensidad más tiempo en competición.

RESUMEN:

1-Empieza con un día a la semana, alarga unas horas el ayuno nocturno y, a partir de ahí, ve experimentado.

2-A medida que te vayas adaptando y toleres 16 horas sin problema, podrás aumentar los días de ayuno dependiendo de tus objetivos.

3-Incluir de vez en cuando entrenamientos en ayunas para aprovechar las adaptaciones metabólicas de ambas formas de entrenamiento.

AYUNO 24 HORAS

Es un tipo de ayuno parecido al anterior y que se puede realizar sin problema, simplemente debes cambiar la frecuencia.

Te recomiendo que no hagas más de un ayuno 24 horas a la semana.

Aunque a priori no hay ningún problema, debes estar bien adaptado a completar un ayuno de 16 horas con total facilidad, de lo contrario, las últimas horas se pueden hacer cuesta arriba.

Una de las preguntas frecuentes es si haciendo este tipo de ayuno se pierde masa muscular, y la respuesta es "NO".

Entrenar en este tipo de ventana de ayuno te ayudará a mantener el estímulo necesario para mantener la masa muscular.

Debes bajar la intensidad del entrenamiento y, sobre todo, evitar llegar al fallo muscular.

AYUNOS DE MÁS DE 24 HORAS

Según un estudio que analizó el impacto del ayuno en la masa muscular, pone de manifiesto que a partir de las 24-36 horas de ayuno se produce un aumento en sangre de la concentración de BCAAs (Aminoácidos Ramificados).

Pero esto no quiere decir que gracias al ayuno y a la elevación de estos aminoácidos en sangre aumente la masa muscular, sino todo lo contrario, nos indica que esa elevación de aminoácidos en sangre se debe al aumento de la **gluconeogénesis** (producción de glucosa a partir de los aminoácidos musculares).

Aumenta el **_catabolismo muscular_, _es decir, hay una degradación de esos aminoácidos de tu masa muscular que pasan a la sangre._**

Traducido al lenguaje coloquial, SE PRODUCE UNA LEVE PÉRDIDA DE MASA MUSCULAR, pero no va a ser demasiada.

Si realizas este tipo de ayunos o incluso más largos y lo que estás buscando es un aumento de la masa muscular, no es lo más aconsejable.

En ayunos a partir de 48-72 horas disminuye el catabolismo muscular. El cuerpo es una máquina perfectamente adaptativa y pone en marcha ciertos mecanismos de defensa.

Se producen para conservar la masa muscular en este tipo de ayunos largos.

Hay un aumento de cuerpos cetónicos, como el BHB (beta hidroxi butirato), el cual te ayuda a proteger la masa muscular, disminuyendo la oxidación de los BCAAs.

A partir de las 72 horas disminuye esta pérdida de masa muscular.

Si realizas este tipo de ayunos, primero consulta un profesional médico, no olvides mantenerte suficientemente hidratado y con buen aporte de vitaminas y, sobre todo, minerales.

Introducir caldos puede ser una buena opción para controlar la sensación de hambre y recuerda, no es una competición, es un proceso para conocerte, buscas mejorar la salud. Si se empieza a hacer cuesta arriba, es hora de volver a tu alimentación normal.

RESUMEN:

El ayuno es otra estrategia más que te estoy dando para que la puedas implementar y te ayude a conseguir tu propósito de pérdida de grasa y mejora de la salud, al final se trata de sumar todas las fuerzas posibles para conseguir tu propósito.

Por mucho ayuno que realices, si no tienes una buena alimentación, realizas entrenamientos de fuerza y aeróbicos regularmente, te mantienes activo a lo largo del día, tienes buena calidad y cantidad de sueño, adecuados niveles de estrés, etc., el ayuno te servirá de poco. Establece un equilibro y, con todo lo anterior, CREA TU FORMA.

Seguramente hayas escuchado e incluso aplicado algunas cuestiones que vienen a continuación que dabas por verdaderas porque las hacía alguien conocido, pero sin saber realmente si te benefician, perjudican o no producen ningún efecto, sin saber si tienen fundamento científico, pero que llevan impuestas en la sociedad durante años. He recopilado algunas relevantes y las he llamado **Mitos de la nutrición.**

¿Quieres saber cuáles son y por qué sí o por qué no seguir utilizándolos?,

¿me acompañas?

MITOS DE LA NUTRICIÓN

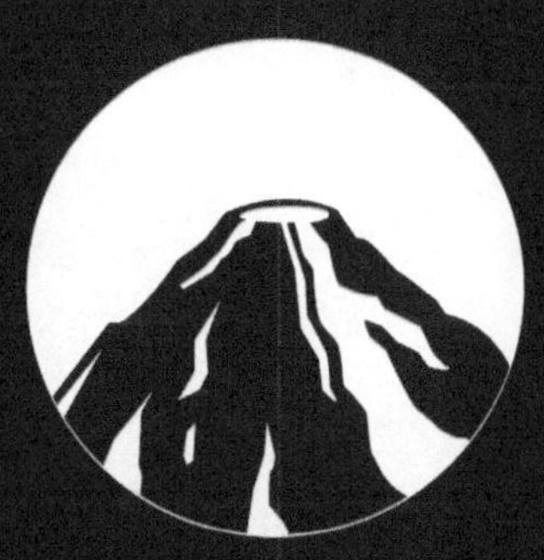

FRECUENCIA DE COMIDAS

¿Has oído alguna vez la frase, "hacer más comidas es mejor para quemar grasa porque acelera el metabolismo"?

Esto es una afirmación falsa que a día de hoy sigue siendo utilizada en el mundo de la nutrición, incluso utilizada por muchos profesionales del sector que no se han actualizado.

Se basa en hacer más comidas al día es beneficioso porque aumenta el efecto térmico de los alimentos, es decir, porque hacemos más digestiones y, con ello, nuestro sistema digestivo trabaja más invirtiendo más energía en el proceso.

Pero lo que no se tiene en cuenta es que el ETA (efecto térmico de los alimentos) es el mismo.

¿Por qué?

Lo mismo da que distribuyas 3000 calorías en tres comidas, que las distribuyas en seis.

***Si haces seis comidas diarias, en cada comida la digestión será de 500 calorías y, por tanto, será más rápida e invertirá tu cuerpo menos energía en metabolizar los alimentos.

Ejemplo 6 comidas: 3000 calorías = 6 comidas x 500 calorías.

**Si realizas 3 comidas diarias la digestión es de 1000 calorías propuestas para cada comida, la digestión será el doble que la anterior, más lenta y tu cuerpo invertirá el doble de energía.

Ejemplo 3 comidas: 3000 calorías= 3 comidas x 1000 calorías.

Como ves, al final lo que importa es el total calórico del día, pero voy más allá.

¿Por qué en la pérdida de grasa es más beneficioso realizar menos comidas?

1-Cuando realizas muchas comidas, al ser de poca cantidad, el **nivel de saciedad es menor** y, por lo tanto, corres el riesgo de que aumentes la ingesta y te lleve a consumir alimentos que no debas antes de que te toque la siguiente comida.

2-Disminuye tu nivel de estrés: notas un sentimiento de liberación cuando experimentas que no es necesario estar en la cocina todo el día y no tienes la necesidad de llevarte el *tupper* de comida a todos los sitios, con la creencia errónea de que pierdes masa muscular si no comes cada tres horas.

El cuerpo no pierde masa muscular tan fácil como se piensa, como te expliqué en la sección anterior de ayuno intermitente.

De hecho, después de una comida, la síntesis de proteína muscular se mantiene elevada durante 24 horas o incluso más, hasta que vuelve a valores basales.

3-Disminuye tus niveles de insulina: al realizar una frecuencia de comidas menor puedes alargar el espacio entre comidas, ayudando al cuerpo a disminuir los niveles de la hormona insulina, segregada por el páncreas.

Recuerda la acción de la hormona insulina, es la más anabólica del cuerpo humano. Cuando está elevada tiene la capacidad de bloquear el adipocito y así evitar la salida del triglicérido a la sangre, evitando la oxidación de la grasa en la mitocondria.

En esos periodos entre comidas el cuerpo podrá _utilizar mayormente la grasa._

Pero, como siempre digo, rige el principio de **INDIVIDUALIDAD**.

Puede que tu estés más cómodo realizando más comidas porque ya estés acostumbrado, aun así, te invito a que pruebes, te sorprenderás gratamente.

¿Cuándo sería aconsejable realizar una frecuencia mayor de comidas?

Beneficio: Realizar una frecuencia mayor de comidas también puede ayudar y es en la fase de crecimiento muscular.

Si vas a empezar una etapa de volumen, es más fácil asimilar una cantidad alta de calorías, (por ejemplo 5000 calorías, dividida en una frecuencia mayor de comidas), ya que así evitas sobrecargar el sistema digestivo y la consiguiente pesadez de una cantidad elevada de calorías por comida.

En esta fase sí te conviene que aumentes la secreción de insulina, generando varios picos al cabo del día para activar así mayor cantidad de veces la vía de señalización celular, generando crecimiento.

Estarás ayudando a tu organismo a trabajar de manera óptima, aunque también se podría realizar en menos comidas.

RESUMEN:

—Divide tus calorías en desayuno, comida y cena, o si combinas con ayuno intermitente, una buena opción es comida, merienda, cena.

—Reducir comidas te ayuda a eliminar estrés innecesario.

—Aumenta la oxidación de la grasa entre las comidas.

—Frecuencia de seis comidas o más para crecimiento muscular.

¿ES PELIGROSO COMER HUEVOS TODOS LOS DÍAS?

Un mito muy arraigado todavía en la actualidad es la asociación del consumo de huevos en la dieta por su contenido en colesterol, en relación con eventos cardiovasculares.

Esto procede del Estudio Epidemiológico Multinacional que realizó el fisiólogo Ancel Keys, en el que viajó por distintos países y estableció la relación entre enfermedad coronaria y colesterol de la dieta.

Él y sus colaboradores observaron cómo la incidencia de episodios coronarios era más fuerte en los países cuyo consumo de grasas totales y grasas saturadas era mayor, estableciendo la relación potencial entre enfermedad coronaria y el colesterol de la dieta.

El problema es que Keys **solo incluyó datos de seis de los veintidós países analizados**, cosa que hubiese cambiado totalmente el resultado de la investigación y, con ello, el paradigma aún impuesto en nuestros días del consumo de colesterol en las dietas y riesgo coronario.

Por lo tanto, recomendar a la población con valores de colesterol normal a que se adapten a alimentos pobres en colesterol puede resultar incluso peligroso.

Análisis de varios estudios actuales

—Según un estudio de **Fuller et al.,** informaron que una ingesta alta de huevos, mayor o igual a doce huevos por semana, no mostró efectos adversos sobre los marcadores cardiometabólicos en comparación con aquellos que consumieron una ingesta baja, de dos huevos por semana.

Se realizó un período de tres meses de pérdida de grasa y un seguimiento de seis meses.

Concluyeron que una *dieta saludable que incluya más huevos de los recomendados actualmente por algunos países puede consumirse de forma segura.*

Es importante tener en cuenta que LDL y HDL son solo dos de los muchos posibles índices de riesgo cardiovascular.

—Otro estudio reciente de doce semanas realizado por **Blesso et al.**, encontró que **tres huevos enteros por día _redujeron los marcadores de inflamación en mayor grado que un sustituto de huevo sin yema_.**

—Una revisión reciente y exhaustiva de **Soliman,** afirma que "**la literatura actual no respalda la noción de que el colesterol en la dieta aumenta el riesgo de enfermedades cardíacas en personas sanas**".

Aunque no recomendaría una dieta imprudentemente alta en colesterol en personas que no tengan hábitos de vida saludable, que realicen actividad física regular, ejercicio físico y tengan una buena composición corporal.

Con los datos existentes a día de hoy, el consumo de huevos no justifica una preocupación particular.

Las personas con riesgo cardiovascular preexistente pueden reducir el colesterol en la dieta como una herramienta terapéutica, pero *la evidencia colectiva afirma que centrase en los huevos para reducir el colesterol no es sostenible.*

Una vez visto que el consumo de huevos es beneficioso para la población, ¿cómo seleccionar los de mejor calidad?

SELECCIÓN DEL HUEVO Y SUS BENEFICIOS

El huevo tiene una numeración impresa en su cáscara y, dependiendo de esta numeración, dependerá su procedencia y calidad.

De izquierda a derecha, el primer dígito puede variar desde el número 3, 2, 1, o 0.

Número 3: Se trata de huevos incubados por gallinas enjauladas. El mayor consumo de huevos de la población, entorno al 95 % de los huevos de supermercado corresponden de esta procedencia.

Número 2: La producción de estos huevos es realizada por gallinas que se encuentran en el suelo, pero dentro de una nave industrial.

Número 1: Sus productoras son gallinas camperas que pueden picotear en libertad.

Número 0: Se trata de producción ecológica, utilizan piensos ecológicos, pero en condiciones similares a la anterior, es decir, en libertad.

ANÁLISIS NUTRICIONAL, BENEFICIOS:

A pesar de la variación de su producción, nutricionalmente no hay mucha diferencia.

YEMA:

—El 0 y el 1, la grasa que contienen en la yema es de mayor calidad, y su precio es más elevado.

—Esta diferencia, más que aportar un beneficio para la salud, es sobre todo para dar un mejor trato a las gallinas.

—El color de la yema se debe a la alimentación de maíz, la yema es de un color más amarillento.

—La yema está compuesta de lípidos, vitaminas, hierro y proteína.

¿CONSUMIR HUEVO ENTERO O CLARA DE HUEVO?

En 1998 se realizó un estudio comparando la digestibilidad de los huevos crudos frente a los cocinados, encontraron que la digestibilidad de la proteína de huevo cocido era del 90,9 %, mientras que la de huevo crudo era del 51,3 %.

Además, las claras de huevo crudas reducen la disponibilidad de Biotina, conocida como vitamina B7, un micronutriente esencial involucrado con el metabolismo de macronutientes y de la señalización celular.

La clara de huevo lleva un antinutriente llamado AVIDINA, el cual se desnaturaliza durante la cocción, lo que la hace incapaz de interferir con la absorción de Biotina (otra causa más para cocinarla).

Se ha descubierto que la ingestión de huevos enteros después del entrenamiento estimula la síntesis de proteínas musculares, en un grado significativamente mayor que una porción de claras de huevo combinadas con proteínas.

—Y como dato final, no debes consumir la clara de huevo bebida, esta es una práctica que hacían los culturistas en los años 80 para elevar el consumo proteico en sus dietas.

Así que ya sabes, ***"échale huevos a tu día a día".***

"LOS CARBOHIDRATOS ENGORDAN POR LA NOCHE"

Este es uno de los mitos de la nutrición más extendidos hasta nuestros días, las personas tienen miedo a la ingesta **nocturna** de carbohidratos, piensan que así aumentan la grasa corporal.

Actualmente no es solo miedo a comerlos de noche, sino directamente a ingerirlos a cualquier hora del día, por la creencia de que los carbohidratos se van a convertir en grasa. Este fenómeno es denominado carbofobia.

Pero para que los carbohidratos o las grasas se acumulen como grasa, se debe dar las condiciones de **excedente calórico y poca actividad física.**

Por lo tanto, si estás tratando de perder grasa, en déficit calórico, y eres una persona que realiza ejercicio, esto no ocurrirá.

¿Qué beneficios tiene consumirlos a última hora del día?

Hay muchos deportistas que debido a sus horarios de trabajo realizan su entrenamiento a última hora de la tarde. Si es tu caso, te vas a beneficiar de introducir la mayor parte de hidratos de carbono después del entrenamiento por dos motivos:

1-Vas a rellenar tus depósitos de glucógeno, facilitando con ello la recuperación muscular.

2- El hidrato de carbono sirve de facilitador de la entrada del aminoácido <u>triptófano</u> en el cerebro, siendo este aminoácido precursor de la <u>serotonina y melatonina</u>.

La secreción de estas hormonas te ayudará a mejorar el descanso, como vimos anteriormente en el libro, en el apartado de sueño.

Por lo tanto, es importante tener claro que no debes preocuparte por la ingesta nocturna de carbohidratos.

¿Qué dice la ciencia?

El consumo de una mayor cantidad de calorías en la última parte del día ha mostrado ventajas en presencia de ejercicio.

Según un estudio de **Sofer et al**., 2011, una prueba hipocalórica de seis meses, comparó la concentración de carbohidratos en la cena (**<u>lo que la convierte en la comida más alta en calorías del día</u>**) con carbohidratos distribuidos de manera más uniforme durante el día.

La ingesta en la cena de carbohidratos **<u>fue superior en comparación a una distribución durante el día,</u>** para la pérdida de grasa corporal, el control glucémico, el control del hambre y la reducción de los marcadores de inflamación y la mejora de los lípidos en la sangre.

¿SE PUEDE BEBER ALCOHOL?

El alcohol es la droga más consumida por el deportista, tiene efectos adversos para la salud y para el bienestar.

En relación con el deporte, es la causa del aumento de lesiones.

En un estudio se comparó bebedores con no bebedores, aumentando un 54,8 % las lesiones en bebedores, en comparación con no bebedores que rondó el 28 %.

Se cree que esta diferencia es debido a la ***resaca*** posterior que **reduce el rendimiento.**

Sin embargo, hoy en día esto choca con lo que se ve en multitud de pruebas como carreras patrocinadas por bebidas alcohólicas, que al terminar ofrecen cerveza. El alcohol produce deshidratación, por contra a lo que se cree, si eres un deportista serio, deberías evitarlo.

Por el contrario, si eres deportista recreacional, de manera esporádica o eventual, podrías consumirlo y para no establecer una cantidad, la premisa debe ser, **cuanto menos mejor.**

¿Pero cómo introducir el alcohol en una dieta?

De entrada, decir que no soy partidario de tomar alcohol, en unos hábitos de vida saludable no debería de tener cabida.

Pero si decides tomar algo de vez en cuando, deberías tener en cuenta varias cosas para no romper el progreso de pérdida de grasa:

—Cada gramo de alcohol tiene 7 kilocalorías aproximadamente, es decir, más que las proteínas y los hidratos de carbono que tienen 4.

—El alcohol tiene "calorías vacías", es decir, no aporta nutrientes, por tanto, no tiene ninguna función metabólica en el cuerpo.

—El cuerpo no tiene reservas de etanol.

—El exceso puede causar carencias de nutrientes, vitaminas y minerales.

Para metabolizarlo necesitas aumentar la cantidad de vitaminas.

La forma de introducirlo es cuadrando esa cantidad de alcohol ingerida en tus calorías diarias.

Debes sacar la calculadora y asegurarte que estás en déficit, con lo que esas calorías procedentes del alcohol, debes quitarlas de otro macronutriente, en este caso, de los hidratos de carbono o las grasas.

—El vino se recomienda con la excusa de que tiene un antioxidante llamado resveratrol, con efectos beneficiosos para la salud.

Pero para que haga efecto se necesitan concentraciones adecuadas en el cuerpo de esta molécula y, a través del vino, deberíamos ingerir una cantidad imposible de vino al día.

El consumo crónico puede estar relacionado con la aparición de algunos tipos de cáncer.

COMIDA TRAMPA, ¿SÍ O NO?

ADICCIÓN A LA COMIDA:

Los alimentos altamente sabrosos pueden provocar la liberación de opioides endógenos, y desencadenar la actividad de la dopamina en el cerebro.

Los alimentos hiperpalatables son alimentos procesados compuestos por grasas, azúcares añadidos y sal.

La evidencia reciente describe los circuitos de dopamina como un sitio importante donde convergen señales metabólicas hormonales y viscerales, interactúan para regular el comportamiento de la alimentación por medio del eje de dopamina, intestino-cerebro.

Según un estudio, la adicción a la comida se ha asociado con el trastorno por atracón y obesidad.

COMIDA TRAMPA o *CHEAT MEAL*

Este es un tema muy controvertido en el mundo de la nutrición, el famoso *CHEAT MEAL* o comida trampa.

¿Es beneficioso hacerla?, ¿cuándo hacerla?, ¿qué problemas podemos encontrar al realizarla?

Voy a analizar a fondo, bajo mi punto de vista, qué puedes hacer a la hora de hacer este tipo de comida.

He de decir que depende del profesional con el que hables, te podrá dar un punto de vista diferente, pero aquí voy a tratar una mezcla de experiencia y evidencia, para saber cómo utilizar esta comida sin arruinarte la dieta y las posibles soluciones para minimizar su impacto en tu rutina, tanto a nivel fisiológico, como a nivel psicológico.

¿Qué es un *cheat meal*?

Un *cheat meal* se realiza cada cierto período de tiempo con el fin de poder dar un respiro a la persona que está siguiendo un período de restricción de calorías.

Aunque un *cheat meal* puede ser una comida distinta a tu dieta normal y puede ser nutritiva a la vez, no es lo normal asociado a esta terminología.

Desde el punto de vista más estricto, es un tipo de comida cargado de calorías, grasas y azúcares, que, como norma general, no suele aportar densidad nutricional, pero sí densidad energética. Es decir, aporta demasiadas calorías y pocos nutrientes de calidad.

Digo desde un punto de vista estricto porque si estás buscando una definición con un porcentaje de grasa muy bajo, no tiene sentido introducir este tipo de comidas, ya que para eso están las recargas o *dietbreak*.

La comida trampa puede frenarte el proceso de definición por varios motivos.

1- Puede romperte el déficit semanal, ya que es muy difícil medir la cantidad de calorías que puedes llegar a ingerir en una sola comida.

2- Lograrás una acumulación de peso de forma muy rápida por la retención de agua, debido a la alta cantidad de sodio (sal), hidrato de carbono y grasa que contienen estas comidas, por lo tanto, no tiene sentido introducirla, ya que necesitarás varios días para volver a tu estado anterior.

BENEFICIOS:

Todas las personas no tienen la misma fuerza de voluntad para seguir un plan estricto durante mucho tiempo, por no decir la gran mayoría.

Esto normalmente queda reservado para competidores que tienen que lucir un determinado punto de definición en un escenario, o personas que ya tienen experiencia en haber alcanzado porcentajes de grasa muy bajos en otras ocasiones y saben del esfuerzo y sacrificio que conlleva.

Saber que cada cierto tiempo vas a tener una comida de este tipo te va a proporcionar beneficios a nivel psicológico.

Es un premio o una recompensa por haber superado un período de tiempo de entrenamiento y dieta estricta.

Se trata de celebrar ese éxito conseguido, ya sabes,

"el éxito engendra éxito".

Cuando acostumbras a tu cerebro al éxito continuo, tu objetivo a largo plazo será más fácil de conseguir, ya que mantendrás la motivación elevada durante todo el proceso que, por el contrario, si no te das ninguna recompensa y tu objetivo final es a largo plazo, te llevará al abandono con total seguridad.

Es una forma de dividir tu objetivo final en pequeños objetivos fáciles de alcanzar.

Hay que tener en cuenta el porcentaje de grasa con el que partes, ya que, si este es muy elevado, no recomiendo hacer más de una comida cada quince días.

Después, podrás implementarlo una vez por semana.

Te va a proporcionar este beneficio psicológico, el saber que no tienes que andar con la comida al restaurante y que te sientas una persona normal, pudiendo socializar de vez en cuando con tus seres queridos, consiguiendo con ello una flexibilidad en la dieta y, por tanto, aumentando tu ADHERENCIA, asegurando tu éxito final.

Tienes que entender que si introduces este tipo de comidas con asiduidad, el proceso de definición se va a alargar, pero si te produce adherencia y no tienes prisa y solo buscas quitar unos kilos de más, adelante, es cuestión de ir viendo tus progresos.

¿Qué dice la ciencia?

Según un estudio, el atracón, un alto consumo calórico de grasas en un solo día, produjo un aumento de la glucosa postprandial y una reducción de la sensibilidad a la insulina en casi un 30 %.

Por lo tanto, pone de manifiesto la velocidad en la que este consumo excesivo de calorías a través de la grasa, puede repercutir en el metabolismo.

Pero esto es una respuesta aguda normal fisiológica.

Si tienes un estilo de vida saludable, alimentación y ejercicio diario, no tiene por qué representar ningún problema.

El factor importante a destacar es que hay personas que lo toman como si tratara de darse un festín hasta reventar de comida basura, y aquí es donde viene el problema, que pueda llevar a causar un trastorno alimenticio e ingerir demasiadas calorías, frenando tu progreso.

Como siempre digo y no me canso de repetir, el contexto es lo importante.

¿CÓMO AFRONTAR LA COMIDA TRAMPA?

1- La primera característica a tener en cuenta es que no debes de tener la sensación de que estás haciendo algo mal, eliminar el sentimiento de CULPA y, por el contrario, aplicar un pensamiento positivo a esa comida, comer con tranquilidad y disfrutarla.

2- Intenta que en la medida de lo posible sea nutritiva, que no solo aporte azúcares y grasas, es decir, que aporte proteína.

Ya sabemos del poder saciante de la proteína, hará que comas menos.

3- No dejes de comer. Para evitar pasarte de calorías un error común es dejar de comer y luego compensar con esta comida.

Llegarás a la comida con más ansiedad y, por tanto, aumentado la ingesta y sin disfrutar la comida.

3- Realiza un entrenamiento previo de fuerza para producir un vaciamiento de los depósitos de glucógeno y que parte de esa comida sea para reponerlos.

4- Muévete después. Realizar ejercicio cardiovascular será mejor que quedarte en el sillón, pero un entrenamiento posterior de fuerza te ayudará a eliminar el glucógeno acumulado.

En este sentido, lo mejor es hacer un entrenamiento *FULL-BODY*, de todo el cuerpo, para volver a vaciar los depósitos de glucógeno rellenados previamente con dicha comida.

Este tipo de comidas te producirán mayormente un aumento de peso en forma de retención de líquidos.

5- No te subas a la báscula después. El error común después de estas comidas es pesarte por todo lo anterior descrito. Es fácil que al día siguiente haya subido la báscula un par de kilos con lo que, de nuevo, aumentará tu sentimiento de culpa.

6- Introducir probióticos o enzimas digestivas ayudará a mejorar el estrés que pueda sufrir tu sistema digestivo.

7- Aumentar la ingesta de agua durante el día y, sobre todo, treinta minutos antes de la comida ingerir 500 ml, aumentará la saciedad y te ayudará a comer menos cantidad de comida basura.

8- Si después de estas recomendaciones te has pasado de la cuenta, vuelve a tu normalidad lo más rápido posible.

SUPLEMENTOS:

Existen algunos suplementos que te pueden ayudar a llevar mejor la ingesta de esta comida.

- **Garcinia cambogia,** puede tener un efecto supresor del apetito, introducirlo antes de la comida.

- **Picolinato de cromo** que actúa como regulador de la glucosa. Ingerir veinte minutos antes de la comida, 200 miligramos.

- **Ácido alfa lipóico** para mejorar la sensibilidad a la insulina, 250 miligramos después de comer.

LESIÓN DEPORTIVA Y TRATAMIENTO

La lesión deportiva puede ser un impedimento en el camino para conseguir nuestros objetivos, ya sea aumento de masa muscular o pérdida de grasa.

Las lesiones musculoesqueléticas son la queja más común en poblaciones activas, siendo un 50 % de ellas esguinces, roturas, distensiones o roturas de los tejidos musculoesqueléticos.

Combinar entrenamiento con nutrición aumenta la síntesis de colágeno, fortaleciendo los tejidos, pudiendo tener un efecto importante en la recuperación de lesiones.

En nuestro afán por llevar el cuerpo al límite y sacar el máximo rendimiento, podemos llegar a lesionarnos. Esta situación puede deberse a multitud de factores que pueden influir, desde falta de calentamiento, sobreesfuerzo, fatiga, falta de nutrientes, incluso el Ego por querer impresionar a los demás.

¿Quién no ha realizado un sobreesfuerzo, ya sea levantando pesas o realizando cualquier tipo de deporte, por impresionar al de al lado y hacer ver que eres mejor que él?

Sea cual sea la causa de la lesión, una vez llegado aquí, ya no hay marcha atrás, los esfuerzos deben centrarse en dos puntos:

1- Cambiar la mentalidad y no caer en el victimismo, ya que esto puede conducirte a problemas mayores, incluso la depresión, como ha sucedido incluso a deportistas más celebres, llegando con esto el final de sus carreras.

Si te centras en el dolor continuamente, en lo que te concentras se expande, y en ese dolor estarás enfocado todo el día.

2- Buscar la solución al problema de forma más rápida y eficaz.

Sin embargo, hay mucha falta de información en este sentido e información de mala calidad.

El médico de cabecera en la mayoría de los casos recetará antiinflamatorios, pudiendo incluso perjudicar la recuperación de la lesión y alterando otras funciones del cuerpo.

La mayoría de las veces las lesiones se curan sin necesidad de hacer nada, únicamente tienen un tiempo de recuperación, el cuerpo pone sus mecanismos inflamatorios y empieza la regeneración.

Si no tienes objetivos competitivos puede ser que te dé igual esperar más tiempo, pero si estás inmerso en la consecución de un objetivo con unos plazos marcados, cada segundo que pasa corre en tu contra.

De suma importancia es la recuperación, pero a veces obviamos qué hacer durante el proceso.

Algunos profesionales recomiendan descanso total, siendo la mayoría de las veces contraproducente.

Durante una lesión se produce una disminución de la síntesis proteica, pérdida de masa muscular y pérdida de fuerza.

Mantener lo máximo posible la masa muscular que tanto ha costado conseguir durante el proceso de recuperación cobra especial relevancia para recuperarte más rápido.

Mantener una correcta alimentación durante el proceso cobra especial relevancia. Muchos deportistas, con la excusa de la lesión, empeoran su alimentación y, con ello, su estado de ánimo.

Aportar los nutrientes necesarios, unidos a una buena suplementación y ejercicio pautado, te ayudarán a recuperar de manera más óptima.

A continuación, verás la última evidencia disponible de suplementación.

SUPLEMENTACIÓN PARA RECUPERACIÓN DE LESIONES

COLÁGENO HIDROLIZADO:

Durante los últimos tiempos ha habido controversia con la efectividad de este suplemento para tratar lesiones articulares.

Su mala fama viene de 2011, una revista, SCIENCE-BASED MEDICINE, publicó un artículo en el que afirmaba que este suplemento era inverosímil para tratar el dolor de articulaciones, su rechazo produjo un efecto dominó para los escépticos.

Entonces, ¿de qué sirve suplementarse?

Esta es una pregunta común, ya que el colágeno, al ser una proteína, se descompone en aminoácidos en la digestión y el cuerpo los usa depende de sus necesidades. Por lo tanto, tendría sentido utilizar simplemente una proteína de mayor calidad.

La respuesta a esta pregunta es que **hay componentes biológicamente activos** dentro de la matriz de una proteína dada, además de sus aminoácidos constituyentes.

Después de la ingestión oral se han detectado péptidos de colágeno en suero y en plasma.

El colágeno es la proteína más abundante en el cuerpo humano. Es una proteína de menor valor biológico, ya que le falta el aminoácido esencial Triptofano.

Según una revisión sistemática de *Fanaro y Porfirio de 2016:*

Suplementación de colágeno como terapia complementaria para la prevención y el tratamiento de la osteoporosis y la osteoartritis: la cual incluyó la revisión de nueve artículos.

Concluyó que el colágeno tiene los ***efectos positivos siguientes***:

- Aliviar el dolor de articulaciones.

- Efecto protector del cartílago.

- Osteoartritis y osteoporosis.

- Aumento de densidad mineral ósea.

DOSIS:

Según la ciencia, la dosificación se estipula entre **10-15 gramos diarios** junto con una cantidad de **vitamina C de 250 miligramos, una hora antes del ejercicio.**

La suplementación alcanzó en nivel máximo una hora después de la administración.

La administración de este protocolo una hora antes del ejercicio ha demostrado que alcanza el doble de colágeno en sangre, lo que indica un aumento de la síntesis de colágeno.

Otros usos que numerosos estudios han demostrado su eficacia son para:

- Rotura de uñas.

- Aplicaciones dermatológicas.

- Lesiones de rodilla.

- Lesión del tendón de Aquiles junto con un protocolo de rehabilitación de fuerza del gemelo.

- Mujeres postmenopaúsicas que tienen pérdida de mineralización ósea, también muestra su efectividad.

- Para tratar las úlceras por presión.

  Son úlceras que se producen en personas encamadas, como pueden ser personas hospitalizadas.

  Son erosiones que se producen a nivel del talón, tobillo, coxis y cadera.

- La suplementación con colágeno **no tiene efectos adversos.**

Otra opción es la ingesta del colágeno a través del caldo de huesos. En este sentido, la carcasa de pollo (el esternón) ha demostrado mayor efectividad.

OMEGA 3:

Según un metaanálisis de *Goldberg y Katz*, informó que la suplementación con Omega 3, durante al menos **tres meses**, puede aliviar el dolor inflamatorio de las articulaciones **cuando el dolor se debe a la enfermedad inflamatoria intestinal, la dismenorrea y la artritis reumatoide.**

IBUPROFENO (ANTINFLAMATORIO NO ESTEROIDEO):

Se ha postulado el Ibuprofeno como antiinflamatorio no esteroideo como opción antinflamatoria.

Sin embargo, se vio en un estudio que el consumo al día de 1.200mg de Ibuprofeno atenúa la síntesis de proteína y la activación de las células satélite, disminuyendo la hipertrofia muscular, sin embargo, es dosis-dependiente y una dosis de 400 mg al día no interfiere en gran magnitud.

Por lo cual, si necesitas alivio para tratar tu lesión para dormir por la noche, 400 mg puede ser una opción.

Pero ten en cuenta que el ibuprofeno daña la barrera intestinal, utilízalo solo cuando lo necesites.

CÚRCUMA:

Como nombré anteriormente en un estudio, la comparación de la cúrcuma con ibuprofeno como antiinflamatorio, sin los efectos no deseables del ibuprofeno.

PASOS A REALIZAR DURANTE UNA LESIÓN

Anteriormente vimos qué tipo de suplementación puede ayudar en el proceso.

Durante las lesiones puede producirse un período de inmovilización o reducción severa del entrenamiento con las consecuencias negativas que conlleva.

Ya sabes lo difícil que es ganar masa muscular y lo rápido que se pierde.

1- La **suplementación** debe ir, en la medida de lo posible, acompañada de estímulo de la masa muscular, siempre que el paciente pueda.

2- Una de las opciones para tal fin es la **electroestimulación**, te ayudará a mantener la masa muscular y acelerar la recuperación.

3- Debido a esa disminución de la síntesis de proteína muscular, otra clave es **aumentar la ingesta total de proteína diaria.**

4- Se ha propuesto la utilización del **suplemento HMB** (HIDROXI-METILBUTIRATO) por su capacidad anabólica.

El HMB es un subproducto del aminoácido leucina, muy estudiado en los últimos años, pero hasta ahora con muy pocos usos.

Un metaanálisis de **2018 por Sánchez-Martínez J y colaboradores,** no encontró ningún efecto del HMB sobre la fuerza y la composición corporal en atletas entrenados y competitivos.

Según el peso de la evidencia, solo tendría sentido usarlo en personas encamadas, personas de edad avanzada y tratamiento de lesiones. Por tanto, sería una buena opción a incluir en la recuperación.

PSICOLOGÍA DEPORTIVA

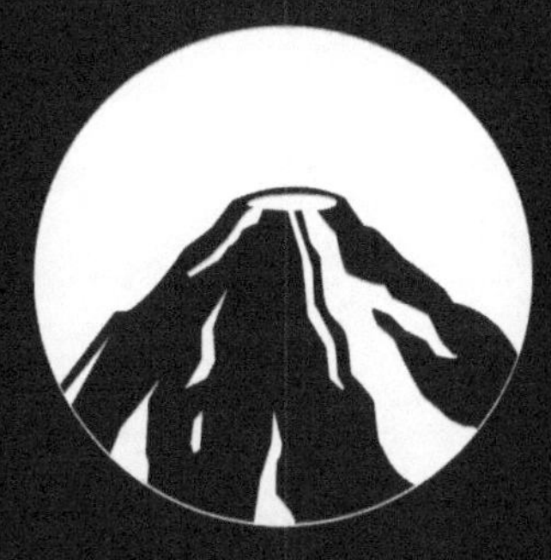

Para conseguir tus objetivos no solo basta con trabajar en mejorar tu físico o disponer de una buena genética.

Sincronizar cuerpo y mente es de suma importancia ya que toda nuestra vida está regida por el ordenador central, el cerebro.

No puedes evitar muchas cosas de las que te suceden, pero sí que puedes elegir como reaccionas a ellas, esto marcará la diferencia.

La vida trata de superar obstáculos, cuando superas los problemas te fortaleces, avanzas, adquieres nuevas habilidades y de nuevo aparecen nuevos retos, cada vez mayores, y así es el ciclo dela vida.

Por el contrario, ante un obstáculo, intentar esquivarlo te va a debilitar, te mantendrá en el mismo sitio, a corto plazo puede que sientas placer el hecho de no haber tenido que enfrentarte.

Para ello analizaremos los problemas más comunes y cómo afrontarlos de la mejor manera posible.

ANSIEDAD:

La ansiedad es una respuesta emocional ante una situación de estrés, permite a la persona que adopte las medidas necesarias para enfrentarse a una amenaza.

El dolor, el miedo ante lo desconocido, el apego a las cosas o las personas, intentar controlarlo todo en todo momento son sensaciones que pueden producirte ansiedad.

Un estresor agudo puede ser el detonante que te anime a reaccionar y te ayude a salir de donde estás, puede ser el momento de cambiarlo todo, de empezar de nuevo, pero los estresores crónicos, por el contrario, te debilitan.

Lidiar con esta patología es de suma importancia para conseguir los objetivos marcados, y la alimentación vuelve a ser un elemento imprescindible para mejorar la situación.

Los cimientos:

Mejorar la selección de alimentos en comidas diarias y mantenerse físicamente activos. Elegir alimentos no procesados en su mayoría, frutas, verduras, mariscos, granos enteros, aves de corral, carne roja SIN PROCESAR.

La ansiedad puede llevar a una reducción en la diversidad de la dieta y una dieta limitada puede contribuir a empeorar la ansiedad, debido a una diversidad bacteriana reducida en el intestino, aumentando la ***permeabilidad intestinal y la inflamación crónica, lo cual está implicado en los trastornos de salud mental.***

Recordemos la relación que existe entre el cerebro e intestino, llamado el segundo cerebro.

Su buen funcionamiento afecta en gran medida a tu estado de ánimo, ya que en él se produce el 95 % de la serotonina.

Existe evidencia que la obesidad favorece el desarrollo de trastornos de ansiedad.

Se ha demostrado que las mujeres con mayor ansiedad consumen más calorías y grasas, tienen un índice de masa corporal más alto y un procesamiento alterado en el celebro de las imágenes de alimentos con alto contenido calórico.

CONSEJOS PARA MEJORAR LA ANSIEDAD

Limitar la exposición al Bisfenol A: un compuesto que se encuentra en muchos plásticos, que actúa como disruptor endocrino.

La exposición a Bisfenol A causa más daño durante el desarrollo, por lo que los riesgos son más altos para la exposición en el útero a fetos y a niños pequeños.

En varios estudios se asocia niveles más altos de Bisfenol A urinario, **con mayor ansiedad.**

De ahí la prohibición en biberones, vasos y empaquetado de fórmulas infantiles.

Las consecuencias para la salud pueden no ser inmediatas, pero pueden aparecer más adelante en la vida.

Según la Administración de Drogas y Alimentos de Estados Unidos, parece ser que para otros recipientes es seguro.

¿Qué recipientes utilizas para guardar la comida?

A continuación, te explico cómo utilizar los envases, aparte de no contaminar el medioambiente.

Lo primero que tienes que saber es el código. Este código se encuentra en un triángulo pequeño en la parte inferior del recipiente, con una numeración que puede ir desde el 1 hasta el 7, este número indica de que está hecho el plástico.

Números 1, 2, 4 y 5: son los plásticos más seguros.

Números 3, 6 y 7: son plásticos TÓXICOS.

-El número 3 es compuesto del famoso PVC o cloruro de polivinilo.

-El número 6 a poliestireno.

-El número 7 es una mezcla de plásticos entre ellos el Bisfenol A (BPA).

Intenta no utilizarlos en el microondas, no reutilizar envases donde vega comida y no meterlos al lavavajillas, es decir, si los usas lávalos a mano y únicamente para guardar comida en el frigorífico.

IMPORTANTE: reducir la exposición a nuestra descendencia e impactar en generaciones futuras utilizando productos de vidrio, acero inoxidable o cerámica en lugar de plástico cuando sea posible.

<u>Ácidos grasos Omega 3:</u>

Parece desempeñar un papel en la ansiedad, depresión y otros trastornos de la salud mental.

Según un estudio un consumo de salmón tres veces por semana, fue eficaz para reducir la ansiedad autoinformada.

<u>Vitamina D:</u>

Los niveles bajos de vitamina D se asocian con síntomas de ansiedad. Puede ser que la causa sea que las personas pasen menos tiempo al aire libre y al Sol.

Si el nivel de vitamina es inferior a 30mmol/l, tomar un suplemento de vitamina D3 puede ayudar a mejorar la ansiedad.

<u>Triptófano y otros aminoácidos:</u>

Algunas pruebas indican que la ansiedad puede verse influida por la disponibilidad del triptófano y el neurotransmisor serotonina, que se sintetiza a partir del triptófano, como vimos anteriormente.

Probióticos:

La conexión entre la microbiota intestinal y el estado de ánimo, es un campo de investigación en rápida evolución. Aunque es demasiado pronto para ver qué suplemento de cepas y dosis pueden ser útiles para la ansiedad.

La evidencia está aumentando para las cepas ***Bifidobacterium y Lactobacillus.***

Micronutrientes:

Un metaanálisis de suplementos multivitamínicos y multiminerales de 2013 indica que pueden reducir la ansiedad y los síntomas psicológicos leves, esta es una opción cuando la calidad de la dieta no es óptima.

DEPRESIÓN:

Una enfermedad silenciosa, capaz de destruir hasta al más fuerte, y es que, si hay algún órgano todavía desconocido a día de hoy, es el funcionamiento de nuestro cerebro.

Necesitamos armas que nos ayuden a combatir esta lacra ya que no hay un único factor desencadenante, pero parece que la ciencia ha avanzado un paso más.

Hoy se sabe que el desbalance que ocurre entre el omega6 y el omega 3 conlleva a un estado proinflamatorio derivado de las citoquinas proinflamatorias, siendo una causa común entre los pacientes con depresión.

La solución no pasa por aumentar las cantidades de Omega3 para establecer un ratio adecuado, sino en reducir el consumo de Omega6, el cual está presente en productos ultraprocesados, habiendo una relación del consumo de estos productos y la depresión. Tanto en personas jóvenes como en personas mayores.

Eliminar estos productos que, en su mayoría, aportan grasas trans y sus aceites hidrogenados, es de vital importancia, por tanto, aunque es difícil y encuentras placer en muy pocas cosas cuando estás atravesando una depresión, este tipo de productos parecen empeorar el problema. Recuerda, a corto plazo te sientes bien, a largo plazo te están destruyendo.

Otra herramienta son los ***inhibidores selectivos de la recaptación de serotonina (ISRS)*** capaces de aliviar los síntomas de la depresión, como la irritabilidad y tristeza, trastornos de ansiedad, junto a ellos se encuentra ***la terapia cognitiva y la meditación***.

El psicólogo puede ser de gran ayuda e incorporar a tu vida diaria quince minutos de meditación, puede ayudarte a mejorar el proceso.

Otra herramienta que funciona es sacar los pensamientos intrusivos que rondan tu cabeza, ponerlos por escrito en un diario. Te ayuda a sacarlos de la mente y dejar de rumiarlos, según expertos en el campo de la psicología.

La evidencia nos muestra cada vez más la aparición de una nueva herramienta, ***el entrenamiento de fuerza***.

Los beneficios del entrenamiento de fuerza están ampliamente documentados, pero se sabe menos sobre su impacto en la salud mental.

Varios estudios afirman que **reduce significativamente los síntomas de la depresión**, independientemente del estado de salud del sujeto, ya sea de personas sanas o con enfermedad física o mental, del volumen prescrito de entrenamiento o de las mejoras de la fuerza.

Parece que en el campo de la suplementación también hay algo de esperanza.

A continuación, muestro un suplemento que puede tener efectos positivos en esta enfermedad.

Suplemento Acetil- L- Carnitina:

La deficiencia de acetil-L-carnitina (ALC) parece desempeñar un papel en el riesgo de desarrollar depresión, lo que indica una desregulación del transporte de ácidos grasos a través de la membrana interna de las mitocondrias.

Según una revisión sistemática y metaanálisis de marzo de 2018 por **Veronese N.,** investigaron el efecto de la ALC sobre los síntomas depresivos en los ensayos controlados aleatorios (ECA).

—En nueve ECA (Ensayos controlados Aleatorizados): 231 tratados con ALC versus 216 tratados con placebo y 20 sin intervención, mostraron que el ALC redujo significativamente los síntomas depresivos.

—En tres ECA que comparaban Acetil L-Carnitina versus antidepresivos (162 para cada grupo), el ALC demostró una efectividad similar en comparación con los antidepresivos establecidos para reducir los síntomas depresivos. ***La incidencia de efectos adversos fue significativamente menor en el grupo ALC que en el grupo antidepresivo.*** Los análisis de subgrupos sugirieron que el ALC fue más eficaz en adultos mayores.

La suplementación con Acetil- L-Carnitina (ALC) disminuye significativamente los síntomas depresivos en comparación con placebo/ ninguna intervención, mientras que ofrece un **efecto *comparable* con el de los agentes antidepresivos establecidos *con menos efectos adversos*.** Se requieren ensayos futuros a gran escala para confirmar/ refutar estos hallazgos.

<u>Por lo tanto, este suplemento puede ser de gran ayuda, junto con el entrenamiento de fuerza y la terapia psicológica, para tratar los síntomas de la depresión.</u>

<u>Por lo tanto, este suplemento puede ser de gran ayuda, junto con el entrenamiento de fuerza y la terapia psicológica, para tratar los síntomas de la depresión.</u>

ESTRÉS:

A lo largo de la historia, nos hemos enfrentado al peligro, buscábamos la supervivencia.

Estresores puntuales nos hacían estar alerta y, sobre todo, hacernos más fuertes, **_lucha o huida_**, pero ambas provocaban **un estrés agudo, corto en el tiempo, y evolucionamos en ese sentido.**

Teníamos que luchar para comer y otras veces huir rápidamente para no morir.

Nuestros genes esperan esos momentos puntuales, sin embargo, en la era actual, hemos cambiado el estrés agudo por el estrés crónico, como parece de menor intensidad, lo toleramos mejor y nos acabamos acostumbrando a vivir con él.

Este tipo de estrés conduce a la enfermedad y no solo a la enfermedad, al estancamiento, a la frustración, a la inacción.

Las actividades recreativas nos distraen y relajan, la carencia de ocio favorece el estrés. La autorrealización y el sentirse a gusto con las actividades realizadas reduce el estrés y la ansiedad, y favorece la autoestima.

Para avanzar en la vida debes enfrentarte a las situaciones estresantes, ¿prefieres el corto plazo o el largo plazo?

Esta es la eterna pregunta, cuando se te presenta una situación de estrés tienes dos opciones, enfrentarte a ella o, por el contrario, esquivarla.

Tu mente va a intentar, por todos los medios, buscar la supervivencia, y eso implica mantenerte en la zona de confort y evitar esa situación.

Si decides no afrontarla, a corto plazo vas a sentir placer porque has evitado la lucha, el dolor, el sufrimiento, la incomodidad, el miedo, pero a largo plazo te va a causar más frustración porque te va a mantener en el mismo sitio, sin avanzar.

El problema es que como es un dolor menos intenso, te acostumbras a tolerarlo.

Prefieres autoconvencerte de que, o no estás preparado aún, o no es tu camino, o no estás destinado a ello para evitar el estrés que supone la situación.

Debes aprender a ponerte incómodo, a exponerte al estrés si quieres avanzar, de lo contrario, la vida te pondrá incómodo, pero cuando tú menos lo esperes y será más difícil reaccionar.

Aprende que no se puede vivir evadiendo los problemas continuamente.

Para ayudarte a enfrentarte a estas situaciones y controlar tu nivel de estrés te propongo un suplemento que te ayudará en tu proceso.

SUPLEMENTACIÓN PARA MEJORAR EL ESTRÉS:

Un suplemento parece estar mostrando ciertos beneficios a la hora de manejar el estrés, incluso muestra otros beneficios positivos para la salud.

Aswaghandha:

Está considerada la reina de la ayurveda, la medicina tradicional de la India.

Esta hierba está considerada como ADAPTÓGENO, capaz de modular numerosas funciones en el organismo, pero antes de saber cuáles son sus efectos, vamos a ver qué es un adaptógeno.

Para que una sustancia sea considerada como tal, tiene que cumplir tres características:

1- **INOCUIDAD.** No tener efectos tóxicos en el organismo ni efectos secundarios relevantes.

2- Provocar una **respuesta no específica en el organismo**, puede mejorar la tolerancia a un **estresor químico, biológico o físico.**

3- **Efecto equilibrante**: su acción debe tender a la homeostasis, es decir, al equilibrio, actuando en dos vías: mejorando un sistema alterado, reduciendo el estrés y elevando un sistema alicaído.

Varios estudios sugieren que tiene efectos **ansiolíticos**; Los estudios apoyan principalmente un efecto notable de ashwagandha para este propósito y parece **reducir los niveles de cortisol.**

Ashwagandha también puede reducir el insomnio, la fatiga y los síntomas de la depresión, pero no se ha investigado bien para estos fines.

Ayuda a controlar la glucemia.

Mejora el perfil lipídico disminuyendo el colesterol LDL y aumentando ligeramente el colesterol HDL.

Puede aumentar modestamente la testosterona y la calidad del esperma en hombres infértiles.

Posee una fuerte capacidad antiinflamatoria, mostrando efectos positivos contra la artritis actuando como condroprotector.

Tiene propiedades anticancerígenas.

DOSIS E INGESTA:

Puede provocar una leve somnolencia y sedación para algunas personas, por lo tanto, te recomiendo que realices su ingesta por la noche.

Aunque faltan estudios por confirmar, sus efectos a largo plazo, con la evidencia más reciente, se sabe que con la ingesta de Ashwagandha el estrés/ ansiedad mejoran continuamente durante al menos dos meses después del comienzo de la suplementación diaria.

Se recomienda una dosis de **300 a 600 miligramos diarios**, aunque hay estudio con reportes superiores, en torno a 6 gramos diarios.

Puede ser tomada de noche antes de dormir o, por el contrario, por la mañana con las comidas.

MUJER

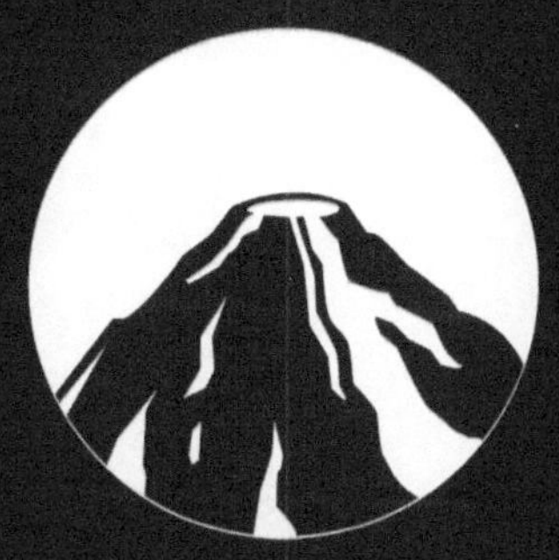

A lo largo de todo el libro, toda la información que he vertido se puede aplicar a toda persona, tanto hombre como mujer.

Pero para que tengáis claro cómo optimizar cada fase, he decidido explicar cómo funciona el ciclo menstrual y sus aplicaciones en el deporte.

Aprenderás a optimizar de manera eficiente todos los recursos disponibles de cara a mejorar el entrenamiento y la nutrición, entendiendo cada una de sus fases, y así lograr mejorar la composición corporal.

CICLO MENSTRUAL:

Para realizar una correcta recomposición corporal es necesario que entiendas cómo afecta tu sistema hormonal en el día a día:

En la toma de decisiones a nivel emocional, en el entrenamiento y la alimentación.

Llegar a comprender estos factores te puede hacer la vida más fácil, la aceptación es el primer paso.

Entender que las emociones variarán en las diferentes fases del ciclo menstrual es de máxima importancia, de lo contrario te pueden llevar a un sentimiento de culpa y frustración.

EMPECEMOS DESDE EL PRINCIPIO.

Según un estudio de *Fisher RE,* evidencia que la desnutrición y el trabajo físico duro pueden afectar a la fertilidad natural de las poblaciones, por el retraso de la menarca.

La llegada del ciclo menstrual o menarca, que es el primer periodo, ocurre como norma general entre los 12 y los 13 años, y termina con la menopausia a los 45-50 años.

También hay otros factores que contribuyen a la merarquía en la mujer joven, como tener un porcentaje de 17 % de grasa, la altura, el peso.

Según este estudio para mantener la capacidad reproductiva femenina debe rondar **aproximadamente el 22 % de grasa corporal.**

Sobre la salud reproductiva a largo plazo, 2622 exatletas universitarias se compararon con 2766 no atletas.

Mostraron que las exatletas universitarias tuvieron una incidencia significativamente menor de cáncer de mama y cánceres del sistema reproductivo durante toda la vida, y una menor incidencia de tumores benignos de estos tejidos, en comparación con las no atletas.

Una vez más se hace presente la importancia del deporte, también en la salud femenina.

Según un estudio de ***Reed B, Carr B,*** El ciclo suele durar normalmente 28 días, pero es común que algunas mujeres experimenten ciclos de más de 35 días.

Como dato curioso, en cada ciclo se pierden alrededor de 30 mililitros de sangre, cualquier cantidad superior a más de 80 mililitros se considera anormal.

Con la pérdida de sangre disminuye el aporte de oxígeno, con lo que dificulta realizar entrenamientos eficientes y su recuperación posterior.

Hay numerosos factores que influyen en esta variación de días del ciclo menstrual, como todo tipo de **estresores,** derivados del **trabajo, el sueño, las relaciones, la economía y del estrés percibido**.

Incluso déficits calóricos crónicos, emociones extremas buenas o malas, cambios drásticos en el peso, actividad física excesiva, viajar, todo esto puede conducir a estas irregularidades.

HORMONAS:

Las hormonas predominantes en el ciclo menstrual son:

GnRH: hormona liberadora de gonadotropina.

FSH: hormona folículo estimulante.

LH: hormona luteinizante.

ESTRÓGENO y PROGESTERONA: secretados por los ovarios.

—La hormona liberadora de gonadotropina es secretada en el hipotálamo que, a su vez, estimula la liberación de las hormonas gonadotropinas FSH, LH en la hipófisis, que a su vez estimulan en el ovario la liberación de estrógenos y progesterona.

El día uno comienza con el sangrado hasta el día 4, comenzando la subida de estrógeno, llegando la ovulación el día 14, produciendo un aumento de la temperatura, el estrógeno se encuentra en el punto más alto. A partir de ahí aumenta la progesterona.

Del día 22 al día 28 la progesterona se encuentra más alta que el estrógeno.

RELACIÓN CON LA PÉRDIDA DE GRASA:

ESTRÓGENO

El estrógeno es la hormona principal de la mujer.

Globalmente el estrógeno quema grasa, tiene un efecto sensibilizador a la insulina, acelera el metabolismo, tiene propiedades anabólicas débiles, parecido a la testosterona, ayuda a quemar más grasa en todas las intensidades de ejercicio en comparación con los hombres.

Es un antagonista del cortisol, con lo que ayuda a controlar el estrés.

En esta fase hay una mejora de la conexión neuro-muscular y en cuestión de minutos empiezas a tener buenas congestiones musculares, disparándose la efectividad del entrenamiento.

Por lo tanto, cuando predomina el estrógeno es el momento propicio para desarrollar masa muscular, quemar más grasa y controlar el estrés.

Es el momento de aumentar la cantidad de comida y, por ende, de ejercicio, ya que **no se almacena grasa tan fácilmente en presencia de comida, o se quema más grasa estando en déficit calórico.**

El estrógeno quema grasa, pero permite que se acumule también fácilmente.

La pérdida de grasa se hace más difícil en varias zonas del cuerpo, como la cadera, los glúteos y los muslos.

Esto es debido a que esas zonas tienen más receptores **alfa, que son receptores que inhiben la quema de grasa.**

Como expliqué en capítulos anteriores, el tejido adiposo tiene dos clases de receptores: _los receptores Alfa y Beta_.

Dependiendo de la proporción de receptores del tejido adiposo, será más fácil quemar grasa, sien-

do los receptores Beta los más propicios para tal fin, unidos a las hormonas adrenalina y noradrenalina aumentan la quema de grasa.

La pérdida de estrógenos después de la menopausia, independientemente del envejecimiento, aumenta la masa total y disminuye la masa corporal magra, por lo que hay poco efecto neto sobre el peso corporal.

La menopausia también revierte parcialmente la distribución de tejido adiposo protector de las mujeres. Estos efectos pueden ser contrarrestados por el tratamiento con estrógenos.

Cuando predomina el estrógeno, aumenta la **serotonina y la dopamina.**

La serotonina te ayuda a tener mayor autoestima, estar más relajada, sentirte bien y poder controlar tu apetito con mayor facilidad.

La dopamina es una hormona que te ayudará a estar más motivada y focalizada, es el momento de afrontar proyectos, tomar decisiones importantes. Te vas a sentir empoderada.

PROGESTERONA

Es la hormona antagonista al estrógeno, predominante sobre el estrógeno a partir del día 14 hasta final del ciclo, alcanzando su pico máximo la última semana.

Se caracteriza porque disminuye la sensibilidad a la insulina, el metabolismo se vuelve más lento, aumenta el estrés, aumenta la resistencia a la insulina, por lo tanto, <u>**lo ideal es disminuir el aporte calórico (comer menos) y disminuir el hidrato de carbono debido a esa resistencia a la insulina.**</u>

Se produce una vasodilatación, si el óvulo ha sido fecundado aumenta la cantidad de sangre y nutrientes que le llegan para generar su crecimiento.

La progesterona es una hormona ansiolítica en la que se segrega el neurotransmisor GABA (Acido Gamma Amino Butírico) un químico relajarte que ayuda a calmar a la mujer.

<u>***Si falta progesterona, en esta fase del ciclo menstrual aumenta la ansiedad.***</u>

En la perimenopausia y menopausia, debido a esta falta de progesterona, también aumenta la ansiedad.

Un nivel bajo de estrógenos te dificultará para tomar decisiones, puede bajarte la autoestima, conducirte a comer de forma compulsiva y mantener una preocupación constante.

Aumentar el consumo de **triptófano** te ayudará a elevar la serotonina.

DIETA Y ENTRENAMIENTO EN EL CICLO MENSTRUAL

Vamos a dividir el entrenamiento y la alimentación en dos fases, fase folicular donde predomina el estrógeno, y fase lútea donde predomina la progesterona.

Decir, antes que nada, que los estudios son **GENERALIDADES,** es decir, puedes sentirte mejor aplicando de otra forma distinta a la mayoría, es cuestión de probar un par de meses y ver cómo te adaptas para decidir si cambiar o no.

Fase folicular:

Como decía anteriormente, esta fase está caracterizada por un mayor predominio del estrógeno, recuerda las propiedades anabólicas, por lo tanto, es época de entrenar más duro, comer más para recuperarte de dicho entreno, moverte más y sí, aumentar el NEAT (calorías que provienen de la actividad física, andar, pasear al perro, subir escaleras, etc.) y así quemar esas calorías extras.

Son días donde el estrógeno te ayudará a lidiar mejor con los problemas cotidianos de la vida, debido a esa mejor gestión del estrés que se produce en esta etapa.

Pero **¡¡¡CUIDADO!!!,** se produce una hiperlaxitud de ligamentos debida al pico de estrógeno, más el aumento de la **hormona relaxina que alcanza su máximo a mitad del ciclo menstrual, (sobre el día 13-14)** este estado más **proclive a la lesión ligamentosa,** sobre todo rotura del ligamento cruzado anterior (LCA).

En estos días no te recomiendo trabajos monopodales, como zancadas a una pierna.

Según revisión sistemática de **Leeners B, Geary N, Tobler PN, Asarian L de 2017** han observado que la ingesta de alimentos en esta fase es menor antes y en el momento de la ovulación, cuando el estrógeno se encuentra en su punto más alto, se tiende a comer menos.

Otro mecanismo implica una ***disminución en la preferencia por los alimentos dulces durante la fase folicular, hay menos antojos.***

La ingesta de comida y el hambre aumenta después de ovular, cuando los niveles de progesterona son más elevados y la temperatura basal del cuerpo.

A partir de la ovulación del día 14 y la fase lútea tardía, deberías buscar un enfoque más tranquilo, tener tiempo para ti misma y para mejorar la recuperación.

PAUTAS:

En esta fase lútea realizar ejercicio menos intenso, aumentar las caminatas, se deberá consumir menos calorías e hidratos de carbono, ya que disminuye la sensibilidad a la insulina.

Al final del ciclo menstrual, la progesterona provoca cambios repentinos y probabilidad de ATRACONES, ANSIEDAD Y DEPRESIÓN.

Hay una correlación entre la progesterona y la ingesta de energía, carbohidratos y grasas.

La mayoría de las veces estos síntomas responden a que también hay receptores de estrógenos y progesterona en el cerebro.

*Según un estudio de **Buffenstein de 1995** las alteraciones en la ingesta de alimentos en respuesta a las fluctuaciones de estas hormonas pueden ser **<u>más de 597 kcal/día</u>**, y los cambios medios informados en diecinueve estudios separados, la ingesta se sitúa en **239 kcal/día**.*

Algunos estudios muestran **ANTOJOS <u>*en la fase lútea tardía, (al final del ciclo) y en la fase folicular temprana (al principio en los primeros días)*</u>** en **<u>mujeres con síndrome PREMENSTRUAL</u>**, <u>*fluctuaciones de apetito, antojo y consumo de calorías*</u>.

Las fluctuaciones hormonales que inducen a la ingesta de alimentos podrían, por lo tanto, <u>contribuir al desequilibrio energético y al consiguiente aumento de peso</u>.

El ciclo menstrual puede ocurrir en paralelo al **ciclo de la serotonina,** lo que hace especialmente a las mujeres vulnerables a comer excesivamente, atracón, antojo y depresión, **esto a menudo se asocia a <u>*la baja actividad de la serotonina en la fase premenstrual*</u>.**

Según un estudio de **Klump** *estos cambios hormonales explican la lucha habitual en las mujeres con antojos a final del ciclo menstrual.*

En un estudio de *Hormes* describió que el **ANTOJO** se informó en el 28,9 % y se asoció con comportamientos inadaptados relacionados con el peso y la alimentación:

- índice de masa corporal elevado.

- restricción dietética elevada.

- control menos flexible sobre la ingesta.

- Más culpa por el consumo de alimentos no deseados.

El antojo es una respuesta a la abstinencia de alimentos calóricos, al intentar controlar las fluctuaciones que se dan en el ciclo.

De ahí a adoptar un estilo más flexible en la etapa final del ciclo, con un enfoque de INCLUSIÓN y no de exclusión.

Ya que la restricción en la fase perimenstrual puede aumentar el deseo en mayor medida que si se comiera y se disfrutase la comida.

Ser flexible las últimas dos semanas puede ayudar a reducir la ansiedad y el atracón.

NUTRICIÓN y ENTRENAMIENTO, PARTE 2

Ahora ya sabes cómo funcionan las diferentes fases de ciclo menstrual, a continuación, veremos cómo llevar a la práctica en el día a día.

¿Cómo debe afrontar una mujer la dieta y el entrenamiento para obtener los mejores resultados en cuanto a composición corporal?

La evidencia aún hoy en día, en comparación con el hombre, es escasa, pero cada vez se va invirtiendo más esfuerzo para conocer sus particularidades.

En cuanto al entrenamiento, en los últimos años ha habido un cambio de paradigma, cambiando las pesas de color rosa y las sesiones interminables de ejercicio aeróbico por las sentadilla dando importancia al entrenamiento de fuerza como mejor regulador de la composición corporal.

RESUMEN:

Permitirse cantidades controladas de estos alimentos evitará problemas de culpa y, sobre todo, comer más cantidad de este alimento, llevarte a la frustración y al abandono.

Como todo, cada persona es un mundo, tienes las dos opciones que acabo de mostrarte:

1-Puedes beneficiarte de comer y entrenar más en la primera fase del ciclo, descansar y comer menos en la fase lútea o al revés,

2- Comer algo más y moverte más en la fase lútea.

Si lo antojos son más recurrentes en la fase lútea, aumentar el consumo de calorías y ser más flexible.

El principal factor es que hagas lo que te produzca adherencia para lograr tus objetivos.

Llegar al entendimiento de lo antes descrito y, sobre todo, a la ACEPTACIÓN, te ayudará a ser más FELIZ.

"Aceptar lo que no se puede cambiar" y, por tanto, no preocuparte por lo que no se puede controlar.

Hay una falsa creencia de que entrenar con pesas puede llegar a masculinizar una mujer, de ahí radica el miedo a entrar en la sala de musculación, algo totalmente incierto, ya que no es fácil aumentar la masa muscular como se cree, **salvo que se utilicen esteroides anabólicos.**

Mayormente una mujer debería entrenar como lo hace un hombre, aplicando **intensidad** a sus entrenamientos para conseguir los resultados deseados.

Sí que es cierto que hay algunas particularidades a tener en cuenta debido a la fisiología y que conviene saber para optimizar el entrenamiento y sacar el máximo provecho:

1- Según la evidencia disponible, la mujer genera *menos fatiga* debido a *menores niveles de producción de fuerza, potencia de salida y velocidad de ejecución.*

2- Por todo lo anterior, tienen *más capacidad de trabajo y recuperación* que el hombre.

   Esto va a permitir *mayor recuperación entre series y entre entrenamientos.*

3- Tu entrenamiento a realizar DEBE SER *con cargas moderadas e ir a un número más elevado de repeticiones en cada serie*.

¡¡¡OJO!!! NO CONFUNDIR ESTE TÉRMINO CON HACER MUCHAS REPETICIONES CON MUY POCO PESO.

EJEMPLO: Si como norma el rango de hipertrofia se sitúa entre 8 a 12 repeticiones, debes entrenar en un rango de 15 a 20 repeticiones por serie, pudiendo llegar a más en alguna serie (SIN OLVIDAR EL CONCEPTO DE INTENSIDAD).

Por lo tanto, no tengas miedo a cargar la barra con peso, adapta la carga para llegar a esas 15-20 repeticiones intensas.

4-*Reducir el cardio excesivo* y *aumentar el entrenamiento con pesas.*

Antes de empezar el entrenamiento, toda mujer debería realizar ejercicios trabajo de *core* y suelo pélvico, ejercicios de Kegel, plancha abdominal, etc.

Algunas mujeres, sobre todo de media edad, realizan ejercicio en la piscina. Hay que recordar que **la ingravidez puede acelerar el proceso de descalcificación del hueso**, algo indeseable, sobre todo a partir de la menopausia, debido a la pérdida de estrógeno.

Otra causa más por la que una mujer y, sobre todo a partir de estas edades, debería entrenar fuerza. **El entrenamiento aumenta la fijación de calcio al hueso, mejorando la salud ósea.**

Los ejercicios de impacto, tipo carrera, suelen ser positivos por esa activación de la masa muscular, pero pueden ser contraproducentes para el cartílago, otra razón más para entrenar fuerza.

Realiza ejercicios multiarticulares como la sentadillas, zancadas, prensa, etc.

El entrenamiento de fuerza tiene un efecto metabólico al aumentar la masa muscular y el metabolismo.

A mayor cantidad de masa muscular, el metabolismo basal aumenta, produciendo un aumento del gasto de calorías en reposo.

NUTRICIÓN

-Aplicar una **dieta baja en carbohidratos** o **cetogénica (la cual explicaré en la segunda parte de la trilogía, *TU PROPIO CAMINO).***

En ambos tipos de dieta predomina una alta ingesta de grasas **por dos motivos:**

1-Las grasas saludables son esenciales para mantener la función hormonal, recordad que las grasas ayudan a formar hormonas sexuales y así evitar una pérdida del ciclo menstrual.

2-Durante el entrenamiento, la mujer es más dependiente de la grasa como sustrato energético y produce un ahorro de glucógeno en comparación con el hombre, **por lo tanto, no necesita tanto carbohidrato.**

SUPLEMENTACIÓN

Magnesio: una de las funciones del magnesio es el efecto relajante, el cual puede ser apropiado para controlar el estrés en la segunda fase del ciclo menstrual y reducir el riesgo de atracón.

Agnus castus: si tu caso de ciclo menstrual es de los que se alargan a más de 28 días, este suplemento te ayuda a formar más cantidad de progesterona en la segunda fase del ciclo, _suplementar a partir de día 15._

Cimifuga Racemosa: esta planta activa los receptores de estrógenos y te ayuda a deshincharte, **mejorando la retención de líquidos.**

Puedes utilizarla para la última semana del ciclo en el que los niveles de estrógenos están disminuidos y la progesterona aumentada, donde se produce un **_aumento de peso de entre 1 y 3 kilos de retención de líquidos hasta la menopausia._**

¡¡¡¡Cuidado con la báscula y pesarte muy a menudo!!!!

Ejemplo: si empiezas el día 5 el plan de alimentación, después de una semana, coincide con el día 12 del ciclo menstrual y has mejorado, al volver a chequear 14 días después (día 26 del ciclo), notarás que has recuperado el peso y pensarás, por lo tanto, que está fallando el plan, pudiendo llegar a desanimarte y abandonar.

Si estás cumpliendo con la alimentación, ignora ese aumento de peso. Ahora ya sabes que, a pesar de esa subida, estarás perdiendo grasa.

Recomiendo que controles tu peso justo un día o dos después de que termine el sangrado, sobre el día 5 o 6.

Triptófano o 5 HTP: actuando como precursor de la serotonina, para la segunda fase en la que puedes estar más decaída emocionalmente.

-SI EXISTE ***DESORDEN EMOCIONAL, <u>empezar abordando la nutrición por mejorar el territorio intestinal, la microbiota</u>***.

Anteriormente ya expliqué la relación del eje intestino-cerebro y, en este sentido, utilizar *<u>GLUTAMINA NEUTRA (sin edulcorantes)</u>* puede ayudar a reparar el territorio intestinal y aumentar la producción de serotonina, mejorando el estado emocional de la mujer.

Mediante analítica podemos controlar mayor cantidad de factores, como el Hierro o la vitamina D entre otros, esenciales para la salud de la mujer.

- Con el sangrado se produce una pérdida de hierro, pudiendo introducir durante estos días un suplemento de hierro a base de plantas, ya que el sulfato ferroso puede producir estreñimiento.

- Tomar el hierro junto a alimentos ricos en vitamina C, ya que aumentan la absorción del hierro.

- Evitar té, café, lácteos junto al hierro, ya que dificultan su absorción.

- Niveles de vitamina D por debajo de 50 ng/mL se han asociado a incidencia de cáncer de colon y de mama hasta cuatro veces por encima de lo normal.

- Si en analítica aparece un nivel bajo inferior a **25 ng/ mL**, se **debe suplementar entre 1000 y 3000 UI al día (Unidades Internacionales) de vitamina D3, aumentar la exposición al Sol, e incrementar alimentos como el bacalao, sardinas, huevos.**

La vitamina D está relacionada con la absorción de calcio, pudiendo provocar la deficiencia de esta vitamina, una pérdida de mineralización ósea.

- **Situándose entre 40-80 ng/ mL en un nivel óptimo.**

- Al suplementar **Vitamina D3** se debe asegurar también un aporte de **vitamina K2,** ya que juntas actúan **sinérgicamente,** ayudando la vitamina K2 a que **el calcio llegue al hueso**.

  Ambas vitaminas, al ser liposolubles, deben combinarse con grasas saludables para mejorar su asimilación.

- Zinc, actuando como inhibidor de la aromatasa. Si tienes un porcentaje de grasa elevado, la aromatasa que se encuentra en la grasa transformará la testosterona en estrona, una variante de estrógeno peligroso en la mujer.

HIPOTIROIDISMO

Sabemos que la tiroides está implicada en la aceleración metabólica, quema de grasa, y de su correcto funcionamiento dependerá que puedas conseguir una buena composición corporal.

Funcionamiento de la tiroides: se produce una liberación de la TSH en la hipófisis, actuando en la glándula tiroides, liberando T4, y la T4 en sangre se transforma en T3.

Aunque hay varias clases de hipotiroidismo me centraré en el más común el **hipotiroidismo de Hashimoto.**

El hipotiroidismo de Hashimoto es una enfermedad autoinmune caracterizada por la destrucción de la glándula tiroides.

Suele derivar de una *salud intestinal incorrecta, por aumento de estrés, factores ambientales.*

El sistema inmune se altera y se produce un excesivo desarrollo de anticuerpos que se equivocan y atacan al propio cuerpo.

El hipotiroidismo subclínico puede no experimentar ningún síntoma.

A veces los síntomas progresan muy lentamente a lo largo de meses o años. Entre ellos destaca la *ralen-*

tización metabólica que produce un aumento de peso, fatiga, estreñimiento y piel seca.

Según Tagliaferri et al 2001, hay una <u>*diferencia significativa*</u> *entre sujetos con* **hipotiroidismo subclínico (valores de TSH> 4,38 µU/ml) e hipotiroidismo severo (TSH superior a 5,7 µU/ ml) sin corrección farmacológica, pudiendo requerir aproximadamente (8 %)** <u>**200 kcal menos para estos últimos**</u>.

HIPOTIROIDISMO SUBCLÍNICO VS CONTROLES SANOS

Según ***Tanriverdi et al. 2019,*** *produjo una reducción total de* **69 kcal** *en el grupo de mujeres con Hipotiroidismo subclínico en comparación con los controles sanos.*

Según ***Tanriverdi et al.*** la mayor parte de esta disminución del metabolismo ***se atribuye a caídas del gasto energético de la actividad física y del ejercicio físico a causa de una*** <u>***reducción del volumen de entrenamiento y del rendimiento físico***</u>***. (Diferencias en la actividad física y en el número de pasos diarios), probablemente*** <u>***debido a la fatiga y letargo***</u> ***que produce el hipotiroidismo.***

El aumento de estrés de la mujer, la desnutrición, puede parar el eje hormonal, aumentado la prolactina, la cual va a parar la tiroides, ralentizando el metabolismo de la mujer.

La prolactina en condiciones normales solo debe de estar elevada en la lactancia.

¿Cómo saber si sufres hipotiroidismo?

Si tienes los síntomas antes descritos, acudir al médico y realizar analítica del eje tiroideo. Se detecta mediante valores **elevados de la TSH y anticuerpos antitiroideos y ver si están subiendo en la siguiente analítica de control**.

El médico corregirá el hipotiroidismo si lo considera necesario con medicación, **levotiroxina sódica**.

Pero en algunos casos puedes ayudar a tu metabolismo a corregir el **hipotiroidismo subclínico** y no esperar a que suban los parámetros en la siguiente analítica.

Pautas para mejorar hipotiroidismo subclínico.

1- Regular el eje tiroideo con aminoácido **L-tirosina** utilizando entre **1 y 2,5 gramos diarios**.

-Tomar siempre por la mañana, nunca por la noche, y tomarlo solo o acompañado de proteínas como pueden ser los alimentos ricos en tirosina: jamón serrano, cecina, lomo embuchado.

-Si entrenas por la mañana, puedes tomarlo antes de entrenar.

-No tomar junto a hidratos de carbono, ya que no se absorbe.

-La L-tirosina va a aumentar la dopamina, mejorando los niveles de prolactina, además activa las hormonas tiroideas.

2- Inclusión de Yodo, introduce algas Kelp 200 a 300 mg diarios.

3- Incluir Selenio 100 mcg diarios.

4- Eliminar CRUCÍFERAS en la fase de regeneración de la tiroides:
brócoli, coliflor, repollo, col de Bruselas, soja.

Impiden la fijación del yodo al aminoácido tirosina, impidiendo la producción de hormonas tiroides.

Eliminar gluten en esta fase e introducir glutamina neutra para mejorar el territorio intestinal.

5- Mejorar la sensibilidad a la insulina, como expliqué en el capítulo de Insulina.

Nota:

Si te han diagnosticado hipotiroidismo y estás administrando **levotiroxina** y realizas este protocolo de inclusión del aminoácido tirosina, debes **consultar a tu médico para reajustar la dosis del medicamento.**

¿CÓMO TOMAR EL MEDICAMENTO LEVOTIROXINA?

El médico te pautará la forma de administración, según la evidencia, se produce interferencia con los alimentos, sería aconsejable tomar recién levantado el medicamento Levotiroxina y esperar entre 2 y 3 horas para poder desayunar.

El café reduce entre un 25 y 50 % la absorción del medicamento, si eres amante del café, <u>tendrás que esperar para tomarlo</u>.

En caso de tomarla por la noche, tendrás que cenar y después esperar entre 2 y 3 horas para tomar la medicación. Una buena forma de esperar es leyendo la trilogía *CREA TU FORMA*.

CONSEJOS PARA UNA VIDA FELIZ

Ser feliz es un estado que se decide de antemano, independientemente de las circunstancias exteriores.

Seguramente hayas pasado situaciones complicadas en tu vida, quizá no las hayas elegido y en un futuro tampoco puede que las elijas, pero sí que puedes decidir cómo afrontarlas.

Durante todo el libro te he dado consejos prácticos para optimizar tu cuerpo, tu sistema hormonal, que entiendas como en los procesos de pérdida de grasa influyen una serie de hormonas.

Pero que, a su vez, estas hormonas no solo se desequilibran por la falta de comida, comida basura, exceso o falta de ejercicio.

¿Cuál es el factor principal para tener salud y una buena composición corporal?

Trabajar en sinergia es fundamental para tener el cuerpo que deseas. Cuerpo, alma y mente unidas, en conjunto, eres unidad.

La respuesta está en tu interior.

Las emociones, ¿cómo te sientes?, ¿eres una persona con baja autoestima?

¿Te afecta lo que digan los demás de ti?

¿Cómo te levantas cada mañana, tienes ganas de hacer cosas, eres una persona positiva o, por el contrario, estás quejándote de todo lo que sucede a tu alrededor?

El primer paso para el cambio es la conciencia.

Saber escucharte, aceptar la responsabilidad que tienes, ser sincero contigo mismo y aceptar que la salud la estás deteriorando con tus actos. No estás haciendo las cosas bien y a raíz de ahí, cambiar de dentro hacia afuera y no al revés como se pretende, ya que, de lo contrario, el cambio te va a durar muy poco.

Cuando tú cambias, todo cambia, recuérdalo.

Sanar tu alma, reconocer que puedes tener emociones negativas que no te dejan avanzar porque recuerda tu exterior es un reflejo de tu interior.

RECUERDA

1—Solo llegarás rápido, pero acompañado llegarás más lejos…

Siempre que emprendemos un camino, algunas personas piensan que pueden hacerlo solos, esto a la larga fracasa, es obligatorio **relacionarse**, tener un punto de apoyo para cuando la dificultad se te presente. **Aumentará tu sentimiento de felicidad.**

Necesitas un ambiente social estable, da igual que seas una persona extrovertida o introvertida, **el apoyo es NECESARIO**.

La familia y los amigos solo te apoyarán si entienden lo que haces, por ello que haya una comunicación entre vosotros es muy importante.

Incluso eso que te da tanto miedo, **"pedir ayuda"**, porque puede desnudar tu interior, mostrar tus debilidades y romper tu coraza, es de vital importancia.

Déjame decirte que eso no es ser débil, sino todo lo contrario, te ayuda a conectar con otros. Recuerda todos tenemos problemas, por pequeños que sean, hay que hablarlos, sacarlos de dentro y no guardarlos, es la única manera de sanarlos y seguir adelante sin cargas emocionales.

2—Generar un ambiente positivo dará un giro a tu vida.

Deja de hablarte ya con palabras de derrota o fracaso, **elimina de tu mente el "NO PUEDO"**. Constantemente, cada vez que piensas esto, estás creando una emoción negativa, empieza a seleccionar que tipo de pensamientos entran en tu mente.

3—Se tiene miedo a vivir, temor a no vivir, al futuro, a que pasará mañana.

El 90 % de las situaciones que recreamos en nuestra mente no pasarán nunca, por lo tanto, deja de pensar en el miedo al mañana y céntrate en el momento presente. **Actúa ya.**

El pasado te sigue haciendo daño, tener la mochila en la espalda cargada de culpa, dolor, daño, miedo está dificultando tu progreso.

Aunque hayas hecho cosas en tu pasado de las que no te sientas orgulloso, perdónate, la vida te está dando una nueva oportunidad para comenzar.

No se puede volver atrás y cambiar las cosas del pasado, pero sí puedes decidir qué vas a hacer a partir de hoy.

Si estamos continuamente anclados en el pasado, dejarás de vivir el presente y perderás oportunidades de oro.

4—Vive aquí y ahora, tenemos todo en nuestras manos para ser felices, somos los creadores de nuestro futuro y, sin embargo, esperamos que pase algo externo a nosotros que nos de esa felicidad: una casa, un coche, la lotería, una pareja, etc.

Y cuando no tenemos esa felicidad tan ansiada entramos en guerra con el mundo.

La guerra externa siempre es un reflejo de la guerra interna. Cuando estás en paz no necesitas discutir o luchar por tener la razón, simplemente agradeces por otro punto de vista distinto al tuyo, cuando estás en ese estado, en esa vibración, eres incapaz de hacer daño a una mosca, estás en AMOR.

Y cuando estás en amor eres capaz de crear todo lo que te propongas, tu físico deseado sin resistencias y cuando las tengas, las verás como una oportunidad de seguir creciendo. Cada resistencia esconde un crecimiento posterior, persiste.

¿Qué puedes conseguir a través de mejorar tu físico?

Es tu vehículo en este viaje terrenal, emprender unos hábitos de vida saludables aumentará enormemente tu esperanza de vida y no solo la cantidad, sino la calidad.

Todo te costará mucho menos esfuerzo, recuperarás la autoestima, la confianza en ti que un día perdiste porque alguien te dijo que no podías y, lo peor de todo, le creíste.

Mejorarás la forma en la que te rodeas con el medio, desde tus seres más allegados a los más extraños.

Cambiarás el "no puedo" permanente en tu vida y que ha estado alimentado de fracasos, por el "quiero más", "voy a por más" y "no me voy a conformar con menos de lo que merezco".

Cuando conectas con esta vibración, **¡¡tu éxito es inevitable!!**

Pasarás de no poder levantarte de la cama para ir a entrenar, a despertar antes de la hora sin necesidad de usar el despertador, con una vitalidad jamás antes vista. Tu cuerpo se convertirá en una trituradora de grasa, rebosarás energía y felicidad.

La imagen que tanto tiempo has estado odiando, evitando, incluso creándote esos complejos que limitaban tu día a día, dará un giro de 180 grados.

Empezarás a quererte, a tratarte bien y poco a poco se reflejará en el espejo, te gustará lo que ves, hasta que llegue un punto en que nada ni nadie podrá pararte.

Irás alimentando ese sentimiento positivo, aumentando tu motivación, tus ganas de entrenar y de sentir menos deseo por comida basura.

Y por fin habrás roto todas esas barreras mentales, las cuales tú solo decidiste crear un día, culpabilizando a los demás de tu situación y has mantenido durante mucho tiempo.

Tendrás el cuerpo que siempre soñaste, te dará autoconfianza, abrirás la mira a nuevos objetivos porque has eliminado tus creencias limitantes, pondrás la vista en nuevos retos, los cuales anteriormente creías que nunca ibas a estar capacitado para realizar.

Que no estaban hechos para ti, que solo estaban destinados a una minoría de personas con suerte en la vida.

Y habrás aprendido que cambiando tu programación limitante por una programación de confianza serás capaz de cambiar tu propio destino.

Sal a la vida, practica deporte, hábitos de vida saludables, busca la naturaleza, vive, disfruta, ama, respeta y cada vez que te encuentres con el miedo, míralo a la cara y enfréntalo como has hecho hoy al elegir este libro para mejorar tu salud, no le dejes crecer y hacerse grande, y saldrás victorioso.

La vida es un regalo y merece ser vivida, pero recuerda que, sin salud, todo esto no será posible.

No te compares con los demás, por lo tanto…

CREA TU FORMA.

CASO PRÁCTICO

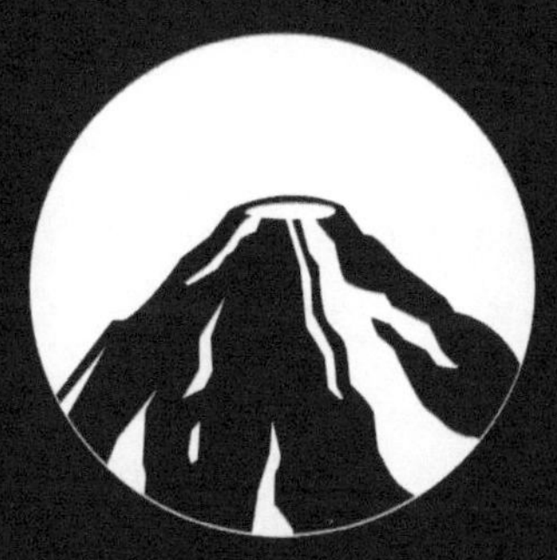

INTRODUCCIÓN

NOTA:

- **Las fotos del cambio puedes encontrarlas en mi cuenta de Instagram:**

@ivangomezlopez_

El cliente contacta conmigo tras varios fracasos de dieta para mejorar la composición corporal.

Con un peso de 98 kilos para 175 cm de altura, 34 años, 27 % grasa corporal.

Tras hacer una valoración personal, compruebo valores en analítica, los cuales están en rango de normalidad a pesar de tener sobrepeso.

El cliente manifiesta que tiene problemas intestinales como reflujos, dilataciones, malas digestiones, inflamación corporal.

Tiene adicción al tabaco.

Manifiesta **gran ansiedad** por la comida ultraprocesada.

Otros datos de interés: al indagar en su vida privada para comprobar si pudiese tener alguna fuente externa de estrés que pudiese estar contribuyendo a la obesidad, manifiesta una baja autoestima, rechazo a su cuerpo, complejo por mostrarlo en espacios abiertos como la piscina o la playa. Sentimiento de inferioridad, incapacidad de afrontar proyectos.

Este tipo de comportamientos pueden estar ligados al consumo de ultraprocesados y retroalimentando a la par la obesidad.

Busca sentirse bien y únicamente encuentra placer en la comida basura y el tabaco.

Los ultraprocesados estimulan el sistema de recompensa cerebral, la alta cantidad de azúcares y grasas le produce un aumento de serotonina, sintiéndose bien temporalmente.

El aumento de estrés disminuye los receptores de dopamina, la hormona que nos impulsa a motivarnos, realizar proyectos, etc.

Esta disminución de dopamina le está produciendo anhedonia (incapacidad de sentir placer o placer insatisfecho), mantenida la situación en el tiempo puede llevar a depresión.

La insatisfacción le lleva a buscar el placer rápido en la comida basura.

Lleva estos malos hábitos durante dos años.

Todo ello está contribuyendo a la inflamación corporal, obesidad, ansiedad, tristeza y descontento con su vida.

El sentimiento de placer de la comida basura es efímero y dura unas horas, entrando en un círculo vicioso, difícil de salir.

¿Qué debes hacer si te encuentras en esta situación?

- Evita el autocastigo, al haber intentado cambiar una y otra vez y no obtener resultados.

- No te compares con otras personas, ni con fotos de las redes sociales de algún *influencer* con un cuerpo 10. la gran mayoría no muestra su verdadera cara y las fotos están retocadas casi en su totalidad.

- Evita hablarte mal, cuando ves que otros son capaces de conseguir las cosas y tu no.

  Sin darte cuenta estás repitiéndole a tu mente una y otra vez que tienes un cuerpo feo, que no te gusta y que tampoco tienes fuerza de voluntad para cambiarlo.

Es fundamental que entiendas todo lo anterior:

- **Detrás <u>hay una base fisiológica que, bien abordada, puede ayudar a mejorar la situación.</u>**

DESARROLLO

Teniendo en cuenta todos estos datos, el primer paso que realizo es enfocar una sesión privada de motivación para dar autoconfianza, trabajar su sistema de creencias limitantes, enseñarle a amar su cuerpo, cuidarlo, enseñando otros ejemplos de superación que han cambiado su vida para que salga del victimismo. Si ha llegado a ese estado es por las acciones equivocadas que tomó en el pasado.

Creer en él, cosa que hasta ahora no había sentido por parte de su círculo y le explico que voy a estar acompañándolo en todo el proceso y, con ello, que poco a poco vaya entrando en el empoderamiento.

Después de la primera sesión comenzamos con el protocolo.

Las tres primeras semanas en mejorar el sistema digestivo, ya que como expliqué en el libro la relación del eje intestino-cerebro, el 90 % de la serotonina y 40 % de dopamina la segrega su intestino.

Derivado de la mala alimentación y hábitos nada saludables pueden estar relacionados con sus problemas emocionales, los cuales están mermando su día a día.

Hay que tener en cuenta que a una persona de estas características que ha fracasado en todos sus intentos de dieta, hay que ir poco a poco, aplicado un factor importante: la flexibilidad, de lo contrario, un enfoque muy estricto desde el principio conducirá a un fracaso seguro.

Para afrontar cualquier pérdida de grasa tres factores son la clave:

1- Deficit calórico.

2- Alimentos de calidad (densidad nutricional).

3- Adherencia a la dieta.

Comienzo con disminuir la ingesta de ultraprocesados e implementando alta cantidad de **GLUTAMINA NEUTRA**, a razón de 30 gramos diarios, repartidos en tres tomas de 10 gramos: desayuno, comida, cena, 10 minutos antes de realizar cada comida.

<u>La glutamina la utilizo como reparador intestinal.</u>

A la par que trabajo su físico, me centro en el plano emocional, no solo con la primera sesión de toma de contacto, sino a lo largo de todo el proceso, proporcionándole confianza, estableciendo metas a corto plazo semanales y haciendo entender que no solo es cuestión de fuerza de voluntad como expliqué antes, y que todos somos capaces de conseguir lo que queremos si cambiamos las creencias, todo es un patrón mental.

Cambiamos la forma de hablar, pasamos de palabras negativas a hablarnos con amor, a celebrar todo por pequeño que sea para generar confianza en sí mismo.

En cuanto a la alimentación, tenía varias opciones, pero por mi experiencia, decidí acotar a solo dos:

Optar por una **dieta cetogénica o baja en carbohi-dratos**, las dos son ideales **para mejorar la sensibi-lidad a la insulina.**

Me decidí por incluir una dieta **baja en carbohidrato,** con un total de entre 50 y 150 gramos de carbohidra-tos netos diarios.

Ya que la dieta cetogénica consta aproximadamente de 50 gramos de carbohidratos netos diarios. Esta cifra depende de cada persona, (entre un 5-10 % del total calórico).

A pesar de producirse un descenso rápido de la bás-cula y, con ello, aumento de motivación en la mayoría de sujetos en pocos días, derivado de eliminación de glucógeno y agua corporal. Opté por no utilizarla, ya que prefería hacer una transición menos agresiva de bajada de hidratos de carbono, ya que mi experien-cia me ha dado más resultados de adherencia.

Cualquier dieta, incluso una dieta alta en carbohi-dratos, siempre que haya un déficit calórico, adhe-rencia y alimentos de calidad, pueden producir los mismos resultados.

NOTA IMPORTANTE:

**No hay que confundir el peso del alimento a inge-rir con la cantidad de carbohidrato que contiene ese alimento, es decir:**

Ejemplo: la patata es un carbohidrato, pero 100 gramos de patata SOLAMENTE contienen 20 gra-mos de carbohidrato neto.

Por lo tanto, imaginemos que su dieta consta de 100 gramos de carbohidrato diario, para llegar a esos 100 gramos diarios deberías comer 5 veces la cantidad de patata, es decir 500 gramos.

—100 gramos de patata contienen 20 gramos netos de hidratos de carbono;

—Por lo tanto, para llegar a los 100 gramos diarios debes multiplicar la cantidad de patata por 5.

—20gramos netos x 5 =100 gramos netos al día.

—Total 500 gramos de patata diario.

LOW CARB DIET

Empezamos con una dieta **baja en carbohidratos** ya que el cliente presenta una clara **resistencia a la insulina**, inflamación corporal, tiene hambre constante a pesar de la alta cantidad de calorías, de azúcares y grasas que venía ingiriendo.

Este tipo de dietas me ha dado los mejores resultados para mejorar la sensibilidad a la insulina. Vamos a forzar una bajada de peso inicial en la primera semana de forma rápida, con lo que el cliente le aumenta su confianza al ver que por fin está descendiendo la báscula.

Un alto consumo de proteína por su poder saciante y efecto térmico, y alto consumo de grasas, quedando los porcentajes de la siguiente manera:

- Proteínas: 30 %

- Carbohidratos: 25 %

- Grasas: 45 %

Al cabo de tres semanas de intervención, la diferencia de peso no era demasiado significativa, sin embargo, la imagen sí que había mejorado sustancialmente.

Había mejorado su salud, se había producido una mejora significativa en la inflamación abdominal, el cliente ya no sentía problemas digestivos, ni reflujos, ni dilataciones, había bajado varios centímetros de perímetro abdominal.

Para mejorar la inflamación y aumentar el déficit calórico, el sábado y domingo de cada semana, incorporamos el ayuno intermitente de 16 horas.

Desde la cena del viernes (22 horas) hasta el sábado a mediodía (14 horas), total 16 hora de ayuno.

El segundo ayuno desde la cena del sábado al domingo a mediodía.

Con esto conseguimos descender los niveles de insulina y favorecemos la autofagia (regeneración celular), la cual ampliamos con el café solo, sin azúcar ni edulcorantes, durante el ayuno.

Ambos días realizamos una hora de ejercicio cardiovascular de moderada intensidad, recién levantado, aprovechando así los bajos niveles de glucógeno hepático, facilitando así la oxidación de la grasa.

El tipo de ejercicio que escogimos fue andar a paso ligero por la calle, algún día este ejercicio se realizó en la naturaleza, aprovechando así los beneficios que nos otorga, ayudando a mejorar el estrés eliminando la exposición a la contaminación de la ciudad y ampliando la exposición al sol, tratando de mejorar su estado anímico.

Como decía anteriormente, potenciamos la autofagia antes de entrenar, utilizando un café expreso 45 minutos antes de la sesión.

El café ayuda elevando también la termogénesis.

En cuanto al ejercicio físico, planteamos diariamente un entrenamiento de fuerza/ hipertrofia de 60 minutos, con 18 series por grupo muscular para músculos grandes y 12 para músculos pequeños, con un total de 5 días a la semana.

El cliente ya había entrenado en otras ocasiones, aunque muy poco tiempo, pero ya tenía una base de conocimiento, por eso me decido directamente a empezar con este entrenamiento, dedicando cada sesión a un grupo muscular. Piernas, brazos, espalda, hombro, pectoral.

Y con la intención de aumentar el NEAT (las calorías de la actividad física), debido a que el trabajo del cliente es sedentario, pasando la mayor parte del tiempo sentado, empezamos con 30 minutos de ejercicio aeróbico diario, aumentando 5 minutos por semana, hasta llegar la cuarta semana a 45 minutos,

El entrenamiento de fuerza le ayudó a mejorar la sensibilidad a la insulina, a la par que aumentó el metabolismo basal, aumentando las calorías quemadas en reposo.

SUPLEMENTACIÓN DEPORTIVA

Durante todo el proceso utilizamos proteína de suero whey de alta calidad, con la intención de llegar a los macros establecidos de proteína diarios, habiendo algunos tramos al final de la definición en la que decidí eliminarla.

La proteína de suero no es obligatoria siempre que llegues a cubrir tus necesidades diarias de proteína en forma de comida real, pero es una herramienta que aporta comodidad y fácil digestión.

Berberina: como sensibilizador a la insulina.

500mg en el desayuno, 500mg la comida de medio día y 500mg en la cena. Total 1500 miligramos diarios.

Acido alfa lipoico: sensibilizador a la insulina, 250mg, una sola toma.

Decir que este suplemento no ha sido utilizado en las comidas perientreno, ni antes ni después de entrenar, por sus posibles interferencias con el entrenamiento.

Ejemplo: si el entrenamiento era a las 7 de la mañana el ácido alfa lipoico se tomaba en la merienda.

Nunca antes de entrenar hay que tomar antioxidantes, ya que lo que buscamos con el entrenamiento no es solo oxidar la grasa, también aumentar la masa muscular.

Y justo en la comida de después de entrenar tampoco. Aunque se producen especies reactivas de oxígeno (ROS) durante el entrenamiento, estas son beneficiosas desencadenando el proceso de reparación muscular, por tanto, no tiene sentido utilizar antioxidante justo después, ya que reduciríamos los efectos positivos del entrenamiento.

Horarios de entrenamiento

El horario de entrenamiento se movía en dos franjas horarias debido al trabajo, al cual debíamos adaptarnos.

Una semana entrenaba a las 7:00 de la mañana y la siguiente semana a las 13:00 de la tarde, y así sucesivamente.

La semana que entrenaba a las 7 de la mañana, todos los días entrenaba en ayunas fisiológico, es decir, sin ingerir desayuno antes de entrenar.

Prefería priorizar el sueño nocturno a tener que obligar al cliente a levantarse a las 5 de la mañana para desayunar, minimizando el sueño diario con los problemas que conlleva, alterando los ciclos circadianos.

Priorizamos mínimo siete horas diarias de sueño nocturno.

Por tanto, aunque se encontraba en ayunas y el glucógeno hepático estaba al mínimo por haberse degradado durante la noche para mantener la glucemia estable, los depósitos de glucógeno muscular estaban repletos derivados de introducir hidratos de carbono, la noche de antes en la cena. Recordemos que el glucógeno muscular está disponible al no haber realizado trabajo muscular.

Con el entrenamiento en ayunas tomaba un café preentreno de 30 a 45 minutos antes. A los 10 minutos de empezar a entrenar ya se producía buena conexión neuromuscular, había un aumento de la concentración de las catecolaminas, adrenalina y noradrenalina permitiéndonos aumentar la concentración en el entrenamiento y, además, facilitar la oxidación de la grasa a la vez que estimulamos la masa muscular.

La semana siguiente que entrenaba a las 13:00 horas, realizaba en ayunas una sesión de trabajo cardiovascular recién levantado de 45 minutos y, a continuación, la primera comida (desayuno), con una carga de hidratos de carbono la cual servía de carga de carbohidratos para llevar los depósitos hepático y muscular llenos de cara al entrenamiento posterior de fuerza.

Como ves, aprovechamos lo mejor de ambos mundos, entrenar en ayunas con bajos depósitos de glucógeno y entrenar con el glucógeno lleno, aprovechando las adaptaciones que se producen en ambas situaciones.

Un día a la semana, el entrenamiento de las 7:00 horas de la mañana, después de entrenar alargábamos la comida post entrenamiento tres horas, con la intención de alargar el pico que se produce de hormona del crecimiento durante el entrenamiento, siendo beneficioso para maximizar algo más la quema de grasa, realizando la primera comida del día a las 11:00 de la mañana.

Frecuencia de comidas

Se pautaron cuatro comidas al día durante la mayor parte de la preparación.

Excepto los días de ayuno intermitente, que se realizaban tres comidas (comida, merienda, cena).

Minimizando la frecuencia de comidas, aportaba saciedad al ser más copiosas las cantidades ingeridas en cada comida, lo que reducía niveles de ansiedad por la comida, evitando el "picoteo" entre horas.

Reducir la hiperinsulinemia diaria que venía arrastrando el cliente, derivada de comer hidratos de índice glucémico alto a lo largo de todo el día.

ALIMENTOS UTILIZADOS:

Hidratos de carbono

Con el propósito de reducir la inflamación corporal, reducir los picos de insulina a lo largo del día provocados por la subida rápida de glucosa en sangre, en la dieta de recomposición corporal utilizamos mayormente hidratos de carbono de índice glucémico medio-bajo:

Legumbres, y alimentos integrales (arroz integral), frutas, verduras, hortalizas, copos de avena y como índice glucémico alto la patata, por su poder saciante y bajo aporte calórico.

Proteínas:

Carnes blancas (pollo, pavo), ternera, pescados azules (salmón tres veces por semana para asegurar un aporte correcto de Omega 3), pescados blancos, dorada, lubina, merluza, tilapia), atún enlatado al natural, huevos enteros, proteína de guisantes, de legumbres, proteína en polvo de suero de leche "whey protein".

Grasas:

Aceite de oliva virgen extra, frutos secos, aguacate y la grasa animal (del huevo, salmón, ternera, jamón serrano, lomo embuchado, cecina de vaca)

Aceite de coco (alguna vez utilizado por sus aportes en triglicéridos de cadena media, a modo de pre-entreno mezclado con el café).

Semillas de chía, lino dorado, de calabaza.

Para aumentar la sensibilidad a la insulina, los días de No Entrenamiento (sábado y domingo) realizamos descarga de hidrato de carbono e introducimos alta cantidad de grasas.

La proteína se mantenía estable durante toda la preparación.

Ejemplo: sábado y domingo; ayuno y comida, merienda, cena.

Para mejorar la adherencia al inicio de la preparación se pautó cada 15 días una **comida libre (CHEAT MEAL)** que al menos fuese **"nutritiva"**.

Que tuviese alta cantidad de proteína, como puede ser una comida tipo hamburguesa y patata asada. Siempre en restaurante para trabajar el factor psicológico de poder disfrutar en compañía de sus seres queridos fuera de casa, sin necesidad de llevar la comida de casa.

Este día hacia coincidir con un día de entrenamiento para crear un déficit previo y minimizar el impacto negativo de este tipo de comida.

Normalmente el día de esta comida cambiamos el día de entrenamiento de pierna entre semana al fin de semana.

Después de entrenar y justo antes de la comida aplicamos técnica de saciedad del agua, ingiriendo 500 ml de agua 20 minutos antes de comer.

En la comida siempre como primer plato una ensalada copiosa para aumentar saciedad junto con el agua.

El entrenamiento se realizaba en ayunas, aprovechando la carga de hidratos de carbono de la noche anterior, y como postentreno la comida libre.

Para facilitar al día siguiente la eliminación de líquidos de dicha comida, rica en grasas y alta cantidad de sal, pautamos un entrenamiento de musculación de alta intensidad tipo *FULL BODY*, con el fin de agotar los depósitos de glucógeno de todo el cuerpo lo más rápido posible.

Minimizando los descansos entre series a 60 segundos.

El mismo día del *CHEAT MEAL*, en función de las sensaciones de saciedad, después se realizaba las siguientes comida/s:

Opción 1: merienda y cena.

Opción 2: cena.

Opción 3: **Una vez al mes, después de esta comida,** se practicaba ayuno 24 horas, a base de ingesta de agua, infusiones y café.

Antes de finalizar el ayuno, entrenamiento **Fullbody** y después a continuar con su rutina diaria.

Ejemplo: comida libre sábado, ayuno de 24 horas y domingo a las 13:00 horas entrenamiento de *fullbody* de 1 hora sin llegar al fallo muscular.

Después comida, merienda y cena del domingo.

NOTA: te estarás preguntado si se puede entrenar después de un ayuno de 24 horas.

Pues la respuesta es que sí, según los estudios que mencioné en la sección de *Ayuno Intermitente*, **es a partir de las 24 horas de ayuno** cuando se produce una pérdida notable de nitrógeno, no es una cantidad significativa, pero se produce.

Por lo tanto, antes de este tiempo no hay peligro de pérdida de masa muscular, el cuerpo no la pierde tan fácil como se piensa.

La única recomendación es no realizar un entrenamiento demasiado exigente y no llegar al fallo muscular.

PROGRESOS:

Partimos con un sobre peso de 22 kilos, por lo que aplicamos un déficit semanal más agresivo al ser una persona obesa.

La primera semana se produjo una pérdida de peso de 2 kilos y, como mencioné al inicio de este caso práctico, una notable mejoría en la salud digestiva, disminución de la dilatación y perímetro abdominal, eliminación de reflujos, etc.

Este fue un punto clave para los avances siguientes, ya que su sistema digestivo comenzaba a funcionar correctamente.

Durante las 8 primeras semanas, la media de pérdida de grasa semanal rondaba los 1000 gramos.

Hasta que llegamos a las 8 semanas de preparación y se produjo un estancamiento, decidí esperar una semana más sin realizar ninguna variación debido que esa meseta podría haber sido fruto del aumento de estrés o falta de descanso, mayor contenido intestinal, retención de líquido, fallo en la báscula, que también ocurre a veces.

La semana siguiente, al comprobar que seguíamos igual, decidí implementar una estrategia de realimentación, el **DIET BREAK.** Aumentamos durante una semana las calorías a razón de **450 calorías diarias más en forma de hidrato de carbono**. En este caso fue arroz integral y otras veces legumbres y **reducimos el ejercicio aeróbico al 50 % semanal.**

A la semana siguiente, cuando volvimos a chequear el peso, a pesar de haber ingerido más comida, había bajado 100 gramos.

Cesamos la estrategia de recarga semanal y volvimos a la dieta anterior, produciéndose una aceleración metabólica y hormonal, disparando de nuevo el proceso de pérdida de grasa, habiendo bajado esa semana 1.200 gramos.

A partir de ahí la pérdida semanal fue de 700 gramos de media.

Estábamos en un peso de 82.700 kg, el cliente tenía contratado un viaje de 9 días al extranjero, por lo que decidí forzar antes del viaje la quema de grasa, pasando de una dieta baja en carbohidratos, al siguiente nivel, estableciendo un ciclo de dos semanas de **<u>Dieta Cetogénica</u>**, con un consumo mínimo de hidratos de carbono (5-10 % la mayor parte en forma de vegetales verdes para aportar fibra).

Eliminando dos kilos más antes del viaje, llegando a 80.500.

A la vuelta del viaje había aumentado su peso a 84.500, la mayor parte de ese peso en forma de glucógeno y agua, volviendo al peso de 80.500 kg al cabo de 15 días de reincorporarse a la dieta. Y, sobre todo, aumentando el bienestar psicológico enormemente, por ese descanso en la preparación.

ACLARATORIA:

No es aconsejable hacer este tipo de parada en medio de un proceso de pérdida de grasa, pero tenemos dos opciones:

¿Entramos en la negatividad constante, en la queja o por el contrario aceptamos conforme nos viene la vida?, aceptamos que no podemos controlar lo que nos pasa, pero sí cómo reaccionamos a ello y ponemos soluciones.

Recuerda que la actitud ante la vida marca la diferencia, y así se lo transmití a mi cliente, que disfrutase del viaje, que se mantuviese activo todo lo posible y a la vuelta nos poníamos serios de nuevo.

Con la motivación por las nubes y vuelta a la norma-lidad, decidí no restringir la comida, seguimos con la alimentación que tenía antes de irse de viaje, pero sí me decanté por aumentar el ejercicio cardiovascular, para mantener el flujo energético e ingerir la máxima canti-dad de comida que nos permitiese seguir progresando.

Añadimos entrenamiento HIIT, cambios de intensidad al inicio de las sesiones de ejercicio cardiovascular para combatir la **grasa rebelde**, a razón de tres días por semana durante diez minutos, quedando configu-rado de la siguiente forma:

- **5 minutos calentamiento, trote suave.**

- **10 minutos de HIIT: 10 SERIES de 10 segun-dos sprint, seguidos de 50 segundos de recu-peración al trote suave, total 10 minutos.**

- **35 minutos andando a paso ligero.**

TOTAL: 50 minutos de ejercicio aeróbico, 3 días por semana. El resto de días solo 45 minutos an-dando a paso ligero, siempre alejado del entrena-miento de musculación.

Si el entrenamiento de pesas se realizaba a las 7:00 horas, el ejercicio cardiovascular se realizaba a las 18:00 horas de la tarde.

Si el entrenamiento de musculación se realizaba a las 13:00 horas de la tarde, el ejercicio cardiovascu-lar se realizaba a las 7:00 hora de la mañana, recién levantado.

El nivel de estrés ya era elevado a estas alturas de la preparación.

Derivado del déficit calórico alargado en el tiempo, junto con las sesiones diarias de ejercicio cardiovascular y de musculación, se produjo un aumento de la hormona cortisol, dificultando así el sueño nocturno.

El porcentaje graso ya era bajo y las adaptaciones metabólicas y hormonales presentes redujeron la pérdida de peso semanal a 500 gramos, como es lógico.

El cuerpo intenta defender un porcentaje de grasa corporal como mecanismo de supervivencia. Para evitar eliminar más grasa, ralentizó su metabolismo y reguló a la baja el funcionamiento de sus hormonas (tiroides, leptina, grelina, insulina, sistema nervioso etc.).

Siempre hay varias opciones ante el estancamiento: bajar ingesta de calorías, aumentar ejercicio, las dos a la par y las recargas de un día, dos días, o el *DIET BREAK* O RESET METABÓLICO.

Prefiero aumentar el ejercicio como primera opción si el cliente dispone de tiempo y mantener las calorías, como fue el ejemplo de este caso práctico.

A medida que se iban produciendo estancamientos, primero aumentaba ejercicio, después reducía ingesta calórica, en torno a **100 calorías menos.**

SUPLEMENTACIÓN

Fue el momento en el que decidí tratar de mejorar su ritmo circadiano con diferentes suplementos:

Mejorando el inicio y el final del día, introduciendo la siguiente suplementación:

1/ **L-tirosina y Algas Kelp** por la **MAÑANA** para favorecer la aceleración metabólica y estado emocional (dopamina).

2/ **Melatonina y Triptófano** por la **NOCHE** para favorecer el descanso nocturno, la recuperación y así bajar los niveles de cortisol.

L-TIROSINA y ALGAS KELP

L-TIROSINA: con una dosis de **2000 mg**, **siempre por las mañanas.**

1/ Recién levantado, en ayunas, a modo de preentrenamiento de musculación, sobre las 6:30 horas, para entrenar a las 7:00

2/ Si el entrenamiento se realizaba a las 13:00 horas de la tarde, lo introducimos igual a modo de preentrenamiento a las 12:30 horas.

Junto a la L-Tirosina introducimos en forma de suplemento de herbolario, **300mg de ALGAS KELP**.

Un suplemento que contiene el mineral **YODO** en forma de algas el cual hace *SINERGIA* con la **L-Tirosina** para aumentar la producción de la **hormona T4 (Tiroxina).**

NOTA: no hay que confundir la **L-TIROSINA (aminoácido),** con la **TIROXINA (hormona)**, la cual debe ser prescrita por un médico.

Al cabo de tres semanas, esta combinación produjo una leve aceleración del metabolismo reflejado en la pérdida de grasa y el cliente, a medida que nos íbamos encaminando al final de la preparación, a pesar del cansancio acumulado, ***experimentó un aumento de la motivación, probablemente mediada por un aumento de la producción de DOPAMINA derivada del alto consumo del suplemento L-TIROSINA.***

Recordemos que la L-Tirosina parece aumentar la producción de hormonas tiroideas y la producción de dopamina.

MELATONINA Y TRIPTÓFANO

El sueño nocturno en el quinto mes y llegando al final de la preparación, empezó a verse afectado.

Con el fin de reducir el **cortisol** para maximizar la recuperación muscular y el sueño, introducimos en la cena **200mg de triptófano y 15 minutos antes de ir a dormir 2 mg de melatonina.**

El cliente, con esta combinación, mejoró notablemente su descanso en el último mes.

Logramos bajar en las seis semanas posteriores 3 kilos, una pérdida semanal de 500 gramos, estableciendo su peso corporal en 77.100 kg, con un porcentaje de grasa bajo y un tamaño muscular considerable.

RESUMEN

- Dieta baja en carbohidratos, menos de 150 gramos netos, que fuimos disminuyendo a lo largo del proceso.

- Déficit calórico y ayuno intermitente.

- Alta cantidad de proteína y grasa.

- Alimentos de calidad.

- Entrenamiento de musculación cinco días a la semana, ejercicio cardiovascular moderada intensidad todos los días + alta intensidad (tres días al final de la preparación).

- Reduciendo el ejercicio aeróbico, al final de la preparación, a tres días por semana.

- Adherencia (UN *CHETMEAL* controlado CADA quince días), excepto la semana de *DIET BREAK*.

- A la octava semana de preparación hay estancamiento, introducimos *DIET BREAK* DE UNA SEMANA, volviendo a reactivarse pérdida de grasa.

- Volvemos al déficit calórico bajando las calorías, mayormente carbohidratos, llegando a la octava semana a una ingesta de 100 gramos netos.

- Realizamos ciclo de dos semanas de cetosis.

- A las dice semanas realiza el viaje de nueve días que sirvió como descanso, se recuperaron cuatro kilos, mayormente glucógeno y agua.

- Aumentamos ejercicio, HIIT, siempre priorizando musculación (ejercicios multiarticulares como base).

- A las veinticuatro semanas realizamos otro *DIET BREAK* DE UNA SEMANA, volviendo a bajar calorías, llegando a un peso final de 76 kilos.

SUPLEMENTACIÓN UTILIZADA EN DIFERENTES FASES:

Berberina, ácido alfa lipóico, proteína de suero, L-Tirosina, Algas kelp, Triptófano, Melatonina, cafeína en forma de CAFÉ.

Siempre hay que adaptarse a las condiciones individuales de cada persona, por eso no hay patrones fijos establecidos.

Conociendo las herramientas se trata de crear **ADHERENCIA**.

CONCLUSIONES:

En siete meses de preparación se había producido una pérdida de grasa corporal de 22 kilos y un aumento de masa muscular, mejorando notablemente la composición corporal, con un porcentaje de grasa inicial del 28 % pasando al 15 %.

<u>Y lo más importante, recuperar la salud física y emocional, restableciendo la felicidad del cliente.</u>

- De una leve ginecomastia (agrandamiento de la glándula mamaria) debido a los altos niveles de grasa y aromatasa, a un pectoral firme.

- De un estado anímico pobre, lleno de complejos, de rechazo hacia su cuerpo y sin expectativas ante la vida, a una seguridad en sí mismo, ganas de afrontar proyectos y todo ello gracias a entender la importancia de unos hábitos de vida saludables y deporte.

- Ha pasado de ser fumador de veinte cigarrillos diarios a dejar de fumar.

<u>Como siempre digo, si nos centramos en recuperar la SALUD INTEGRAL del cliente, el físico que deseamos será más fácil de conseguir.</u>

Si quieres saber más y tienes inquietud, intriga, seguir conociendo otros aspectos para mejorar tu vida paso a paso, nuevas técnicas, cómo superar situaciones difíciles que se presenten en tu vida, prepárate porque vienen curvas y los dos siguientes libros de la trilogía están plagados de información.

Adéntrate en ellos y consigue todo lo que te propongas, TU PROPIO CAMINO y APTO te están esperando, amado lector, gracias una vez más por haber llegado hasta aquí, pero, recuerda, como haces una cosa, las haces todas, por lo tanto,

¿te vas a quedar a medias?

La gente de éxito siempre llega hasta el final y tú eres uno de ellos, creo en ti, CREA TU FORMA.

¿Estás preparado?

A LAIN GARCÍA CALVO AUTOR DE
LA VOZ DE TU ALMA

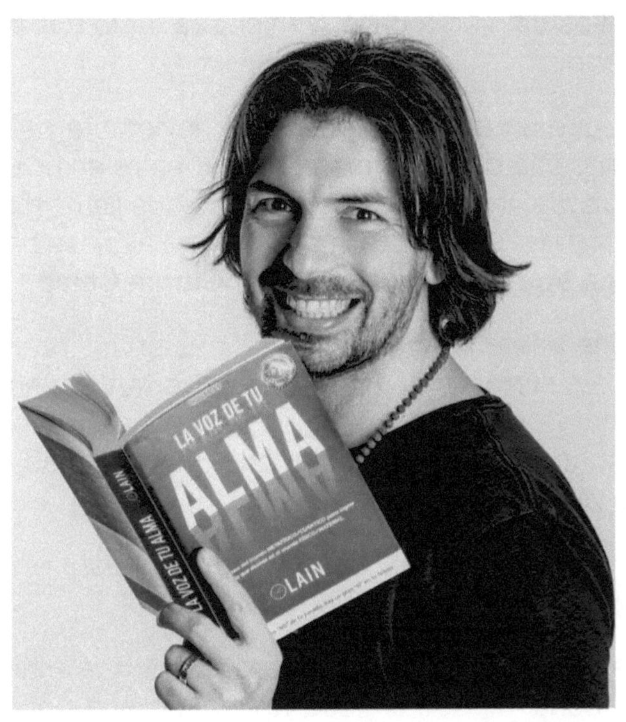

"EL SOCORRISTA":

Querido/a amigo/a, voy a preséntate a una persona ESPECIAL. Allá por el mes de noviembre de 2018 me encontraba en estado depresivo, dos años sin ganas de nada, no era feliz, a consecuencia de haberme fallado a mí mismo e ir en contra de mis principios y haber fallado a otras personas. No sabía qué camino tomar, ni cómo salir de la situación.

Me encontraba en medio del mar, nadando para todos sitios sin ver la orilla, y mientras tanto me estaba ahogando.

Hasta que un día como hoy, 4 de noviembre de 2018, en compañía de mi hermana mayor, entré en una librería y, dando una vuelta, hubo un libro que llamó mi atención, como si una fuerza irresistible me atrajese hacia el libro: *La Voz de tu Alma*, de **Lain García Calvo.**

Empecé a leer las primeras páginas en la librería, no pude resistirme a comprarlo, estaba tan desesperado y había probado tantas cosas que no me habían funcionado, que debía intentarlo una vez más, ¿qué podía perder?

Pues lejos de perder, gané y mucho, hasta el punto que transformó mi vida por completo.

Empecé a leer la misma noche, conforme más leía, más quería y poco a poco aplicando sus principios empezaron a pasarme cosas alucinantes, como ejemplo, hacerse realidad dos de mis visualizaciones.

Encontrar la casa donde vivo hoy y la segunda visión, poder darle un abrazo del escenario de su evento porque sentía que debía agradecerle que hubiese aparecido en mi vida.

Fue renovando mi mente y mis ganas de volver a empezar hasta el punto que decidí inscribirme en el evento ***INTENSIVO VUÉLVETE IMPARABLE.***

Una experiencia única y transformadora que desde aquí recomiendo a todo el mundo, la cual me dio un impulso definitivo junto con la ayuda de sus libros, a crear lo que hoy tienes en tus manos y que jamás creí capaz de hacer, escribir una Trilogía. Porque Lain te enseña que los límites están en tu mente y que lo más importante en la vida es el Progreso y La Contribución.

Poder ayudar a las personas a encontrar su camino, mejorar sus vidas es mi propósito.

Esta es mi manera de seguir ayudando a otros como tú.

Por tanto, gracias Lain García Calvo por ser mi socorrista aquella tarde, evitar que me ahogase y enseñarme a escuchar la voz de mi alma.

GRACIAS, GRACIAS, GRACIAS.

SÍGUEME EN MIS REDES SOCIALES

 ivangomezlopez_

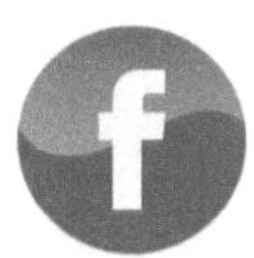 Iván Gómez López

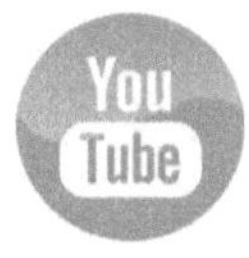 Iván Gómez López